Fortschritte der Onkologie · Band 3

Karl-Heinz Rotte

Computerunterstützte Röntgendiagnostik
am Beispiel peripherer Lungenprozesse

Fortschritte der Onkologie · Band 3

Karl-Heinz Rotte

Computerunterstützte Röntgendiagnostik am Beispiel peripherer Lungenprozesse

Herausgegeben von

Prof. Dr. A. Graffi
em. Direktor des Zentralinstituts für Krebsforschung
der Akademie der Wissenschaften der DDR

Prof. Dr. Th. Matthes
em. Direktor der Robert-Rössle-Klinik des Zentralinstituts
für Krebsforschung der Akademie der Wissenschaften der DDR

Dr. habil. E. Magdon
Abteilungsleiter am Zentralinstitut für Krebsforschung
der Akademie der Wissenschaften der DDR

Mit 35 Abbildungen und 15 Tabellen

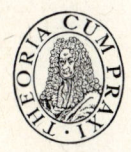

AKADEMIE-VERLAG · BERLIN
1977

Erschienen im Akademie-Verlag, 108 Berlin, Leipziger Straße 3—4
© Akademie-Verlag Berlin 1977
Lizenznummer: 202 · 100/530/77
Einband und Schutzumschlag: Rolf Kunze
Gesamtherstellung: VEB Druckhaus „Maxim Gorki", 74 Altenburg
Bestellnummer: 762 255 2 (2165/3) · LSV 2725
Printed in GDR
DDR 38,— M

Inhalt

Einleitung VII

1.	*Häufigkeit und Prognose des peripheren Bronchialkarzinoms*	1
1.1.	Zur Häufigkeit	1
1.2.	Zur Prognose des peripheren Bronchialkarzinoms	3
1.3.	Die Verschleppungszeit beim Bronchialkarzinom	4
2.	*Zum Aussagewert der einzelnen röntgenologischen Untersuchungsmethoden*	7
2.1.	Die technischen Aufnahmebedingungen	7
2.2.	Zum Aussagewert des Schirmbildverfahrens . .	8
2.3.	Die Thoraxübersichtsaufnahmen	11
2.4.	Die Schichtuntersuchung	12
2.5.	Die Bronchographie	14
2.6.	Die angiographischen Methoden	15
2.7.	Die perkutane Lungenpunktion	17
3.	*Zum diagnostischen Wert nicht-radiologischer Methoden*	19
3.1.	Die Bronchoskopie	19
3.2.	Die Sputumzytologie	20
3.3.	Die Thorakoskopie	21
3.4.	Die Mediastinoskopie	21
3.5.	Die Probethorakotomie	22
4.	*Der Diagnoseprozeß*	23
5.	*Zur Röntgensymptomatologie peripherer Lungenherde*	25
5.1.	Eigenes Material	25
5.2.	Zur Definition des Begriffs peripherer Lungenherd	30
5.2.1.	Häufigkeit und Verteilung der peripheren Herde	31
5.3.	Die Lokalisation	33
5.4.	Die Größe des Herdes	35

5.5.	Das Wachstum	37
5.6.	Die Form des Herdes	45
5.7.	Die Randkontur	48
5.7.1.	Das RIGLERsche Zeichen	49
5.7.2.	Der Pleurafinger	51
5.8.	Die Schattenintensität des Herdes	52
5.9.	Einschmelzungen bzw. Kavernenbildungen	53
5.10.	Kalkeinlagerungen	58
5.11.	Zusätzliche röntgenologische Kriterien	62
5.11.1.	Umgebungsreaktion	62
5.11.2.	Lymphknotenvergrößerungen	63
5.11.3.	Tuberkulöse Veränderungen und Bronchialkarzinom	64
5.12.	Zusätzliche klinische Merkmale	66
5.12.1.	Das Alter des Patienten	66
5.12.2.	Das Geschlecht	67
5.12.3.	Klinische Symptomatik	67
5.13.	Zusammenfassung der Röntgensymptome	68
5.13.1.	Symptomatik — Bronchialkarzinom	68
5.13.2.	Symptomatik — benigner Tumor	68
5.13.3.	Symptomatik — tuberkulöse Herde	69
6.	*Zur Treffsicherheit der ärztlichen Diagnose beim Bronchialkarzinom*	71
7.	*Die Anwendung der EDV als Diagnose-Hilfe*	77
7.1.	Allgemeine Bemerkungen	77
7.2.	Die Wahrscheinlichkeitsberechnungen nach der BAYESschen Formel	80
7.3.	Das CALM-Modell	90
7.4.	Die Diskriminanzanalyse	99
8.	*Zusammenfassung und Ausblick*	115
Literaturverzeichnis		119
Anhang		145
Sachwortverzeichnis		147

Einleitung

Die Zunahme der Bronchialkarzinome, besonders der endoskopisch bzw. bioptisch schwerer zugänglichen peripheren Bronchialkarzinome erfordert eine subtile und verfeinerte Röntgendiagnostik. Die routinemäßige Erfassung und Vorfelddiagnostik des peripheren Bronchialkarzinoms geschieht im wesentlichen durch die Schirmbildaufnahmen, Thoraxübersichtsaufnahmen in 2 Ebenen und die Tomographie. Die Bedeutung der genannten Methoden einerseits und die indifferente Röntgen-Symptomatik des peripheren Bronchialkarzinoms andererseits erfordern eine eingehende Überprüfung der sich aus diesen Methoden ergebenden diagnostischen Möglichkeiten. Ein Gegenstand unserer Betrachtungen ist die Bestimmung des Stellenwertes der einzelnen röntgenologischen Untersuchungsmethoden für die Diagnostik und Differentialdiagnostik der peripheren herdförmigen Lungenprozesse. In einem weiteren Schritt wird der diagnostische Aussagewert jedes einzelnen röntgenologisch erfaßbaren und definierbaren Symptoms im Thoraxröntgenbildkritisch untersucht. Aus Gründen der Zweckmäßigkeit werden in diesen Betrachtungen keine differenzierteren spezifischen Artdiagnosen berücksichtigt, die in den meisten Fällen ohnehin nur histologisch zu stellen sind, sondern es werden hier nur 3 große, ätiologisch und prognostisch vereinbarte Diagnosegruppen, die Bronchialkarzinome, die benignen Lungentumoren und die tuberkulösen Herde unterschieden. Der Akzent liegt auf der Erkennung des peripheren Bronchialkarzinoms und seiner Abgrenzung von den gutartigen Lungenerkrankungen.
Die häufig uncharakteristische Röntgensymptomatik in den Thoraxröntgenaufnahmen kann zu ärztlichen Fehldiagnosen und zu einer Verschleppung der Erkrankungen führen. Die Irrtums- und Fehlinterpretationsmöglichkeiten werden in den Betrachtungen analysiert.
Hier ergeben sich nun Möglichkeiten für den Einsatz der elektronischen Datenverarbeitung (EDV) und die Anwendung mathematisch-statistischer Diagnose-Modelle, um von den personengebundenen individuellen Erfahrungen der einzelnen Untersucher zu objektiveren und vom Auswerter unabhängigen Ergebnissen zu kommen. Mit Hilfe von mathematisch-statistischen Verfahren kann es möglich sein, aus einer Vielzahl von Einzelsymptomen die redundanten und relevanten Merkmale zu ermitteln und vor allem zu diagnostischen Entscheidungen zu kommen. Von wesentlichem Interesse ist die Klärung der Frage, ob mit Hilfe der computerunterstützten Methoden eine Verbesserung der röntgendiagnostischen Treffsicherheit möglich ist und ob eine Verkürzung der ärztlichen Verschleppungs-

zeit zu erzielen ist, die mit frühzeitigeren Therapie-Entscheidungen auch einen günstigeren Einfluß auf die Prognose zeigen kann.

In den letzten Jahren sind zahlreiche Publikationen erschienen, die sich mit der computerunterstützten Diagnostik bei den verschiedensten Krankheitsbildern beschäftigten. Jedoch nur wenige Autoren wendeten mathematische Diagnose-Modelle in der Röntgendiagnostik des peripheren Bronchialkarzinoms an. Im wesentlichen kamen bei dieser Problematik die Wahrscheinlichkeitsberechnungen nach dem BAYESschen Theorem zur Anwendung, wobei die Ergebnisse recht unterschiedlich sind. Es erscheint deshalb angebracht, in einer zusammenfassenden Darstellung die Möglichkeiten und Ergebnisse der wesentlichsten, in der Weltliteratur beschriebenen computerunterstützten Diagnose-Modelle zu untersuchen, sie miteinander zu vergleichen und den derzeitigen Trend zu bestimmen. Das Ziel soll die Erarbeitung eines für die Diagnostik des peripheren Bronchialkarzinoms geeigneten und zuverlässigen Diagnose-Modells sein, das auch für die breite pulmonologische Praxis ohne größeren Aufwand anwendbar ist.

An dieser Stelle möchte ich ganz besonders Herrn Dr. rer. nat. W. MEISKE für die theoretische und praktische Unterstützung sowie für die Erstellung des Rechenprogramms für die Diskriminanzanalyse danken.

1. Häufigkeit und Prognose des peripheren Bronchialkarzinoms

1.1. Zur Häufigkeit

Die ansteigende Lebenserwartung in den letzten Jahrzehnten und die damit verbundene Zunahme der Bevölkerungsgruppen in den höheren Altersklassen hat auch zu einer Zunahme der Krebserkrankungen geführt. Sie nehmen zur Zeit die zweite Stelle unter den Todesursachen ein. Besonders am Beispiel des Bronchialkarzinoms läßt sich eine eindeutige Zunahme der Erkrankungsziffer nachweisen. Nach K. H. BAUER (1965) hat das Bronchialkarzinom seit dem Jahre 1900 um etwa das fünfzigfache zugenommen. Im Weltschrifttum wird eine jährliche Zuwachsrate von 5—10% angegeben (SPOHN et al. (1960), GEISLER und PARCHWITZ (1962), ZIMMERMANN et al. (1964)). Nach BERNDT et al. (1965b) macht in der DDR das Bronchialkarzinom 10% aller Krebserkrankungen aus, es erkranken jährlich 5000—6000 Personen neu an einem Bronchialkarzinom; diese Zahl zeigt eine stark zunehmende Tendenz. Nach STEINBRÜCK (1974) ist in der DDR die Zahl der Neuzugänge an Bronchialkarzinomen von 3448 Fällen im Jahre 1955 auf 7374 Fälle im Jahre 1972 angestiegen. Es handelt sich hierbei um eine echte Zunahme der Erkrankung, die nicht allein durch die bessere Erfassung in den letzten Jahrzehnten erklärt werden kann. Zu Recht bezeichnet K. H. BAUER (1965) die Zunahme des Bronchialkarzinoms als ein Sonderproblem und das Bronchialkarzinom als das Krebsexperiment unserer Zeit.

Eine besondere Beachtung erfordert das periphere Bronchialkarzinom. Im Gegensatz zum zentralen Bronchialkarzinom verhält es sich lange Zeit klinisch stumm und ist auch nach seiner Entdeckung nur schwer für eine histologische Sicherung zugänglich. Das periphere Bronchialkarzinom ist jedoch in relativ frühen Stadien röntgenologisch erfaßbar. Es sollte hier jedoch nur unter Vorbehalt von „Frühfällen" gesprochen werden (STOLZE 1973). In der Regel wird ein peripheres Bronchialkarzinom röntgenologisch frühestens bei einem Tumordurchmesser von 1 cm erkannt. Die Problematik dieser „Frühdiagnose" geht aus den bis zur Erreichung solcher Tumorgrößen notwendigen „Tumorverdopplungszeiten" hervor. Man nimmt an, daß etwa 22 (TRENDELENBURG und MALL 1970) bis 30 Tumorverdopplungen (OESER und ERNST 1966), bei einer Tumorverdopplungszeit von 51—1440 Tagen (TRENDELENBURG und MALL 1970) bzw. in der Regel von 30 bis 90 Tagen (OESER und ERNST 1966) bis zu einem Tumorvolumen von 1 ml notwendig sind. Nach TRENDELENBURG und MALL (1970) erreichen 55% aller Bronchialkarzinome einen Durchmesser von 1 cm erst nach 7 Jahren und 27% sogar erst nach mehr als 14 Jahren. ECK et al. (1969) geben bis zu einer solchen Tumorgröße eine Krankheitsdauer von 2,8—8,5 Jahren an. Da aber auch kleine Bronchialkarzinome ausgedehnte Metastasierungen hervorrufen können, ist für einen Teil der kleinen peripheren Bronchialkarzinome wahrscheinlich, daß ein röntgenologisch als „Frühfall" unterstelltes, in Wirklichkeit aber langjähriges Bronchialkarzinom bereits vor seiner diagnostischen Verifizierung eine ausgedehnte Metastasierung ausgelöst hat (STOLZE 1973).

Das periphere Bronchialkarzinom entsteht in den Subsegmentbronchien und in den Bronchiolen. Reife Tumoren wie z.B. Plattenepithelkarzinome können lange umschrieben bleiben bis sie zu einer bestimmten Größe angewachsen sind. Dagegen zeigen undifferenzierte Karzinome häufig eine rasche und diffuse Ausbreitung (BRANDT 1964). Im allgemeinen breiten sich die Karzinome zentripetal aus, d. h. von der Peripherie zum Hilus hin (ANACKER und STENDER (1963), LÜDERS und THEMEL (1954), MACHOLDA et al. (1965), RIGLER (1955b), SALZER (1962), SCHULZE (1967)). Die Karzinome können aber auch nach SCHLUNGBAUM (1973), GARLAND et al. (1962) ein zentrifugales Wachstum zeigen. Das periphere Karzinom kann sekundär die großen hilusnahen Bronchien durchwachsen, sie stenosieren und einen zentralen Tumor vortäuschen. Erst bei Einbruch in die großen Bronchien treten bei den klinisch meist stummen peripheren Karzinomen klinische Symptome wie Reizhusten, Auswurf, Hämoptoen usw. auf. Aus diesen Erkenntnissen läßt sich die Vermutung ableiten, daß die Zunahme der bei der Röntgen-Reihenuntersuchung (RRU) erfaßten peripheren Bronchialkarzinome ein Zeichen der Früherfassung ist (LINDIG 1961, 1968). Je weiter die Entdeckung durch regelmäßige RRU gegen die Anfänge der Krebsentwicklung vorgeschoben wird, desto häufiger wird man zwangsläufig das maligne Substrat in der Peripherie antreffen.

Das periphere Bronchialkarzinom kann als isolierter Rundherd oder als diffus infiltrierender Tumor auftreten. In den letzten 20 Jahren ist es zu einem Wandel des Erscheinungsbildes des Bronchialkarzinoms gekommen. Dieser Wandel zeigt sich in einem relativen Rückgang des früher überwiegenden Lappen- und Stammbronchuskarzinoms (zentrale Karzinome) zugunsten der peripheren Karzinome (ANACKER und STENDER (1963), MACHOLDA et al. (1965), SALZER et al. (1952), SCHULZE (1967)). So waren im Krankengut von MACHOLDA und BOREK (1965) etwa um 1950 noch 75% aller Karzinome zentral, und nur 10—15% peripher lokalisiert, während 1965 nur noch 45,6% zentral und etwa 54,4% peripher lokalisiert waren. Allein in den letzten 10 Jahren hat die Häufigkeit der peripheren Bronchialkarzinome deutlich zugenommen. So waren bei SALZER (1962) 24,5%, bei SCHEEL (1964) 30,6%, KUTSCHERA (1964) 27% der Bronchialkarzinome peripher lokalisiert, während B. BAUER (1965) 63%, LINDIG (1968), 80,6%, KIRSCH (1968) 60,7%, BERNDT (1969) 76,8%, ANSTETT (1970) 61,8%, ZUTZ (1971) 68,7% und SCHWEIGER (1974) 62% periphere Bronchialkarzinome beobachten. Erst die RRU hat nach BERNDT (1964) gezeigt, daß die peripheren Bronchialkarzinome häufiger sind, als es früher angenommen wurde. Gegenwärtig ist der größere Anteil der durch die RRU entdeckten Bronchialkarzinome peripher lokalisiert. Bei den Katasterkrebsen wird die Relation der peripheren zu den zentralen Bronchialkarzinomen mit 65:35 (ERMISCH (1970)) bis zu 80:20 (KURPAT, ROTHE und BAUDREXL (1969),

LINDIG (1968)) angegeben. Nach den Angaben von STEINBRÜCK (1971) sind zwei Drittel der in der DDR durch RRU erfaßten Bronchialkarzinome peripher lokalisiert.

Diese Daten bestätigen die Zunahme des peripheren Bronchialkarzinoms und gleichzeitig die Bedeutung der Röntgen-Reihen-Untersuchungen für eine möglichst frühzeitige Erfassung. Die frühzeitige Erfassung und schnelle Erkennung der peripheren Bronchialkarzinome spiegelt sich in den Therapie-Ergebnissen und der Prognose wider.

1.2. Zur Prognose des peripheren Bronchialkarzinoms

Die derzeitigen Therapieergebnisse und Heilungschancen des Bronchialkarzinoms sind noch unbefriedigend. So schwanken die 5-Jahresüberlebensraten zwischen 20—40% (SALZER (1956), ROTHE (1964), ZAHLENBRUCKER et al. (1966), WIDOW (1966, 1973), INTHORN (1969), KIRSCH et al. (1970), SCHOEN (1971), MATTHES et al. (1969), ANSTETT (1974), PICHLMAIER et al. (1974)).

Es muß bei diesen Ergebnissen jedoch berücksichtigt werden, daß nur 50—60% der Bronchialkarzinome operabel, und nur ca. 30—40% resektionsfähig sind (SALZER (1956), MATTHES et al. (1969), PICHLMAIER et al. (1974)).

Für die alleinige kurative Strahlentherapie, die fast ausschließlich bei den inoperablen, mehr zentral lokalisierten und prognostisch ungünstigeren Bronchialkarzinomen angewendet wird, werden 5-Jahresüberlebensraten von 3—8% angegeben (HILTON (1960), GUTTMAN (1964), EICHHORN et al. (1965, 1966)). Unter den resektionsfähigen Karzinomen überwiegen die peripheren Bronchialkarzinome. Während PICHLMAIER et al. (1974) keine wesentliche Verbesserung der 5-Jahresheilungen bei den durch Reihenuntersuchungen erfaßten Bronchialkarzinomen beobachtete, weisen die Mehrzahl der Autoren, besonders aus der DDR, wo durch regelmäßige jährliche Röntgenreihenuntersuchungen 80—90% der Bevölkerung erfaßt werden, eine Verbesserung der Behandlungsergebnisse bei den Kranken, deren Bronchialkarzinom anläßlich einer vorsorglichen RRU entdeckt wurden gegenüber den Kranken, die erst nach Auftreten von Beschwerden den Arzt aufsuchten, nach (BERNDT (1962, 1965, 1969), BERNDT und WOLFF (1963), ROTHE (1964), ANSTETT (1970, 1974)). Die Operationsrate betrug nach BERNDT (1969) bei den Zufallsbefunden 48,7% und die Resektionsrate 41,2%. Die symptomlosen Patienten hatten mit 60,7% eine wesentlich höhere Operationsrate als die Patienten mit klinischen Symptomen, die bei 40% lag. Ähnlich verhielten sich die Resektionsraten mit 48,1% bei den symptomlosen Patienten zu 27,5% bei den Patienten mit Symptomen. Im Krankengut von ANSTETT (1974) lag die Resektionsrate bei den peripheren Katasterkrebsen bei 60%. Die 5-Jahresüberlebensrate lag bei den Katasterfällen um 10% höher als bei den Bronchialkarzinompatienten, die wegen Beschwerden den Arzt aufgesucht hatten.

In einer kooperativen Untersuchung, an der alle großen thoraxchirurgischen Kliniken der DDR beteiligt waren und die 85% aller in der DDR bis 1968 resezierten

Bronchialkarzinome umfaßt, konnte nachgewiesen werden, daß die Steigerung der Resektionsquoten in der Zeit von 1960—1968 auf das Dreifache fast ausschließlich auf die jährlichen RRU zurückgeführt werden kann.

70% der resezierten Fällen zwischen 1967 und 1968 waren durch die RRU erfaßt worden. Die 5-Jahresüberlebensraten konnten um etwa 10% verbessert werden. In der RRU-Gruppe lagen die 5-Jahresheilungen mit 36% um fast 10% günstiger als bei den Fällen mit klinischen Symptomen.

Das bedeutet also, daß für jeden Patienten die Aussicht auf Heilung um fast das Doppelte steigt, wenn der Tumor zufällig vor dem Auftreten klinischer Symptome entdeckt wird. Unter den zufällig entdeckten Bronchialkarzinomen sind nur diejenigen prognostisch bevorzugt, die zum Zeitpunkt der Therapie noch frei von Symptomen sind (JOHNSTON und SMITH (1968), BERNDT (1969), LILLINGTON (1974)). Diese Fälle zeichnen sich durch eine günstigere Stadieneinteilung, einen höheren Anteil an peripheren Plattenepithelkarzinomen, höhere Operations- und Resektionsquoten aus. Nach ROTHE (1964) hat von den klinisch erfaßten Karzinomen jeder 4. Patient, von den Katasterkrebsen jeder 3. Patient, die Chance, die 5-Jahresgrenze zu überschreiten. Bei den Fällen im Stadium I sind es sogar 40%. Zu ähnlichen Ergebnissen kamen auch RÖMER und KIRSCH (1968), SEYBOLD (1964), ANSTETT (1974), STRUNGE (1975).

Die Dauer der Symptomatik beeinflußt ebenfalls die Prognose. So haben nach GUMMEL und WILDNER (1951), GUMMEL und BERNDT (1961), BERNDT (1969), FEINSTEIN (1964) u. a. die Bronchialkarzinome, die frühzeitig Symptome zeigen, eine ungüstigere Prognose als solche, bei denen die Symptome erst auftreten, nachdem der Röntgenbefund schon länger als 6 Monate bestanden hat. Da also die symptomlos erfaßten Bronchialkarzinome eine bessere Prognose haben, muß angestrebt werden, die Diagnose vor der klinischen Manifestation der Krankheit zu stellen und unverzüglich eine Behandlung einzuleiten. Dazu gehört eine Verkürzung der bestehenden Verschleppungszeiten.

1.3.   Die Verschleppungszeit beim Bronchialkarzinom

Als Verschleppungszeit wird der Zeitraum definiert, der vom Auftreten des ersten Symptoms bzw. dem ersten zufälligen Feststellen eines symptomlosen Lungenbefundes bei der RRU oder bei einer aus anderen Gründen zufällig angefertigten Röntgenaufnahme des Thorax bis zum Therapiebeginn verstreicht. Sie soll bei den durch RRU aufgefundenen Bronchialkarzinomen um einen Monat länger sein als in der Vergleichsgruppe (WOLFF et al. (1962), WOLFF et al. (1964)). Die Verschleppungszeit setzt sich zusammen aus

1. Diagnoseverzögerung durch den Patienten (Tag des 1. Symptoms bis zur ersten Konsultation)
2. Diagnoseverzögerung durch den Arzt (Zeit von der ersten Konsultation bis zur richtigen Diagnose)
3. Therapieverzögerung. Diese spielt jedoch eine untergeordnete Rolle.

In dem Material der Robert-Rössle-Klinik betrug nach GUMMEL und WILDNER (1951) die durchschnittliche Verschleppungszeit für das Bronchialkarzinom 3,9 Monate. Nach WOLFF et al. (1962) ist eine durchschnittliche Verschleppungszeit von 6 Monaten anzunehmen. MATTHES et al. (1969) fanden in der Periode von 1949—1954 eine Verschleppungszeit unter 6 Monaten in 53% der Fälle, während es in dem Zeitraum von 1964—1968 71% der Fälle waren, die Verschleppungszeiten von weniger als 6 Monaten hatten. Bereits 1964 wiesen BERNDT und WOLF eine Verbesserung der ärztlichen Leistungen nach. Es wurde aber auch festgestellt, daß die symptomlosen Bronchialkarzinome durchschnittlich später als solche erkannt werden als die Karzinome, die bereits Krankheitszeichen hervorgerufen haben. Es zeigte sich bei den zitierten Autoren, daß bei unterschiedlich langer Verschleppungszeit alle Tumoren durchschnittlich in gleichen Entwicklungsstadien diagnostiziert wurden. Die biologischen Eigenschaften der Tumoren haben hierbei auch einen Einfluß auf die ärztliche Diagnoseverzögerung.

Durch den Arzt bedingte Verschleppungszeiten von durchschnittlich 2—12 Monaten sah DODD (1970) in 23,8% der männlichen und in 27% der weiblichen Patienten. Bei 2,9% bzw. 2,7% der Fälle war auch nach einem Jahr die Diagnose noch nicht geklärt. BOLECEK (1964) beobachtete durchschnittliche Verzögerungszeiten von 6—12 Monaten bis zur Diagnosestellung. TALA und VIRKKULA (1960) konnten bei 27% der peripheren Bronchialkarzinome die Röntgensymptome über 6 Monate zurückverfolgen. TALE (1971) konnte bei 12,7% der Patienten mit peripheren Rundherden diese schon auf den 6 Monate zurückliegenden Röntgenaufnahmen erfassen.

VEEZE (1971) fand bei retrospektiver Auswertung der Röntgenaufnahmen von 580 Patienten mit Bronchialkarzinomen bei 5% der männlichen Patienten bereits 3 Jahre zurück, bei 14% 2 Jahre, bei 54% 1 Jahr und bei 87% 6 Monate zurück einen röntgenologischen Lungenbefund. BÖTTGER (1969) fand bei retrospektiver Auswertung in 73% der Karzinome, WEISS und BOUCOT (1974) in 30—42% der Karzinome 6 Monate und länger zurück Röntgensymptome, die auf ein Karzinom verdächtig waren. Im Krankengut von GLUM (1962) stellte der behandelnde Arzt in 14,8% der Fälle erst 24 Monate nach Vorliegen der ersten Röntgensymptome die Verdachtsdiagnose. SCHEEL gab 1964 Verschleppungszeiten bis zu 66 Monaten an. Als Ursachen für die Diagnoseverzögerung, die besonders bei der Schirmbildauswertung, aber auch bei den Thorax-Großbild-Aufnahmen auftreten, werden von LINDIG (1961) und von BÖTTGER (1969) angegeben:

1. ein eindeutig übersehener Röntgenbefund
    a) durch fehlerhafte Aufnahmetechnik
    b) bei kleinen Herden Überdeckung durch Clavikula, Rippen, Scapula und Mittelschatten
    c) Konzentrationsschwäche des Betrachters
2. organisatorische Verzögerung
    a) Auswertung des Films bis zur Arztüberweisung
    b) Arztüberweisung bis zur Klinikaufnahme

3. Fehlen der Verlaufsserie (alter Schirmbilder) zur Kontrolle bzw. Nachweis von röntgenologisch erkennbaren Karzinomzeichen.
4. Verkennen der radiologischen Karzinomzeichen bzw. Fehlinterpretationen der Symptome. Im Material von VEEZE (1971) war dieses in 11% der Fälle die Ursache der Diagnoseverzögerung. Dieses führt auch dazu, daß Patienten mit nicht-tuberkulösen Erkrankungen unter Tuberkulose-Verdacht zu Heilverfahren eingewiesen und stationär behandelt werden (DÖRFEL 1970).

Eine Verkürzung der Diagnoseverzögerungszeit ist nur zu erreichen durch Berücksichtigung und dem Einwirken auf alle genannten Ursachen. Eine besondere Beachtung erfordert die Erkennung und richtige Interpretation der röntgenologischen Karzinomzeichen, auch schon in früher, diskreter und wenig ausgeprägter Form. Die alleinige Empfehlung von röntgenologischen Kontrolluntersuchungen ist bei einmal ausgesprochenem Malignomverdacht nicht zu rechtfertigen und führt ebenfalls zu einer Verschleppung. Die definierten Karzinomsymptome müssen bei der Bildbetrachtung und -auswertung nach einem festen Schema systematisch gesucht und vom Auswerter verarbeitet werden.

2. Zum Aussagewert der einzelnen röntgenologischen Untersuchungsmethoden

2.1. Die technischen Aufnahmebedingungen

Die röntgenologischen Untersuchungsmethoden nehmen in der Diagnostik der Lungenerkrankungen eine zentrale Stellung ein und liefern dem Pulmologen in über 90% der Erkrankungen Befunde, die als entscheidend oder vorrangig bezeichnet werden (RICHTER (1970)). Es erscheint deshalb als wesentlichste Grundbedingung, die auch für die folgenden Untersuchungen Voraussetzung ist, optimale und standardisierte Aufnahmebedingungen zu schaffen, die jederzeit und überall reproduzierbar sind und jedem diagnostizierenden Arzt Aufnahmen von gleicher Qualität zugänglich machen.

Das Maß für die Bildgüte ist die Wahrscheinlichkeit, mit der ein Betrachterkollektiv anatomische Details und pathologische Veränderungen auf dem Röntgenbild erkennt (ANGERSTEIN 1967, 1968). Einen Einfluß auf die Bildgüte haben die geometrische, photographische und die Bewegungsunschärfe. Die qualitative Erfassung dieser 3 Komponenten erfolgt mit Hilfe der Modulationsübertragungsfunktion (MÜF). Die geometrische Unschärfe hängt ab von der Brennfleckgröße und dem Abstand Fokus-Bildebene. Durch Vergrößerung des Abstandes (1,50 bis 2,00 m) sowie durch Verkleinerung des Fokus (1,2 × 1,2 mm bis zu 0,3 × 0,3 mm) konnte die geometrische Unschärfe reduziert werden. Die photographische Unschärfe, die aus der Film- und Folienunschärfe sich zusammensetzt, wird durch die derzeitige Silberbromidkorngröße von 0,2—0,4 mm limitiert. Zur Verminderung der Bewegungsunschärfe wird die Anwendung möglichst kurzer Belichtungszeiten angestrebt. Hier liegen zur Zeit die Grenzen auf dem apparatetechnischen Gebiet.

Für die Thoraxaufnahmen gilt als empfohlener Richtwert eine Röhrenspannung von 120—150 kV mit dickenabhängiger Korrektur über das mAs-Produkt. Bei sehr dünnen Patienten kann eine Korrektur über eine zusätzliche kV-Erniedrigung erfolgen. Es wird eine Gesamtfilterung von 4 mm Al oder 0,2 mm Cu unter Verwendung entsprechender Zusatzfilter gefordert. Diese angegebenen Daten entsprechen den Standardisierungsempfehlungen für die Basis-Röntgenuntersuchung der Thoraxorgane, die von der Gesellschaft für die Medizinische Radiologie der DDR herausgegeben wurden (RICHTER 1972).

Die beschriebene Hartstrahltechnik kommt dem sogenannten harmonischen Bildtyp nahe, der ein Optimum an Information gewährleistet, d. h. es wird ein Bild dargestellt, das Details über den gesamten Tonumfang sowie den Randverlauf aller Schatten gleich gut erkennen läßt.

Für die Erlangung einer gleichbleibenden Bildqualität ist der Einsatz von Belichtungsautomaten und von automatischen Entwicklungsmaschinen unerläßlich.

2.2. *Zum Aussagewert des Schirmbildverfahrens*

Die bedeutendste Methode für die Früherfassung des Bronchialkarzinoms stellt die RRU mit Hilfe des Schirmbildverfahrens dar. Diese Methode ist ein Suchverfahren im Sinne eines Screenings, das mit einiger Treffsicherheit und vertretbarem Aufwand geeignet ist, beobachtungs- und behandlungsbedürftige Lungenkranke unter vielen Gesunden herauszufinden. Die guten Erfahrungen, die man mit Hilfe der RRU bei der Auffindung unbekannter Lungentuberkulosen gemacht hat, führen dazu, daß diese Methode auch zur frühzeitigen Erfassung des Bronchialkarzinoms eine zunehmende Bedeutung gewinnt. Mit dieser Methode werden die Fälle erfaßt, die bisher unbekannt und meist klinisch symptomlos sind. Die Frühdiagnose wird jedoch dadurch erschwert, daß die beweisenden Malignitätszeichen um so weniger ausgeprägt sind, je kleiner der Herd ist. Das periphere Bronchialkarzinom tritt meist als Rundherd auf, es kann bei günstigen Projektionsverhältnissen schon auf den Schirmbildaufnahmen als stecknadelkopfgroß bzw. auf den Großbildaufnahmen als hirsekorngroß erfaßt werden. Die Mehzahl der Radiologen ist jedoch der Ansicht, daß ein Rundherd erst ab 1 cm Durchmesser zuverlässig erfaßt werden kann (STOLZE (1973), SCHÖNLEBEN et al. (1975), u. a.).

Durch Doppelauswertungen, Vergleich mit früheren Schirmbildern (plötzliches Auftreten, Wachstum) und durch die erste Nachuntersuchung kann nach ZUTZ (1971) eine vorläufige Verdachtsdiagnose gestellt werden. Dieses trifft bei allen Lungenkrankheiten, besonders aber auf die Erfassung des peripheren Bronchialkarzinoms zu. Nach WOLFF et al. (1962) werden eher zentrale Bronchialkarzinome bei der RRU übersehen als periphere Tumoren. Jedoch werden nicht alle bei der RRU gestellten Verdachtsdiagnosen durch die Nachuntersuchung bestätigt. So wurden nach B. BAUER (1965) von 422 Tumorverdachtsfällen nur $32 = 7,6\%$ innerhalb eines Jahres histologisch gesichert.

Unter Effektivität der RRU wird nach SCHWARZ et al. (1965) der Anteil derjenigen Karzinome verstanden, die unter allen in einem bestimmten Zeitraum auftretenden Karzinomen bereits im beschwerdefreien Stadium erkannt werden. Als Grundlage für die Ermittlung der Effektivität gilt nach SCHWARZ die Berücksichtigung der Verdopplungszeiten bzw. Wachstumsgeschwindigkeiten. Bei einjährigem Intervall der RRU errechneten sie eine Effektivität von 90%. Die Tumorgröße, die als Grenzwert zwischen den symptomlosen und den Beschwerden verursachenden Stadien gewählt wurde, erwies sich von untergeordneter Bedeutung. Auf eine Verbesserung der Effektivität der RRU durch verkürzte Schirmbildkontrollen in Abständen von 6 Monaten weisen BOUCOT und WEISS (1961, 1973) und GANGUIN et al. (1970) hin.

Die ersten Ergebnisse der RRU waren noch unbefriedigend. So fanden HONOLD (1954) nur 0,5 auf 10000 untersuchte Personen, QUISS (1952) 0,7 unbekannte

Karzinome auf 10000 untersuchte Personen und OVERHOLT 0,8 auf 10000 untersuchte Personen. Bei wiederholten jährlichen RRU konnte LIEBSCHER (1956) mit 4/10000 sowohl die Zahl der neu-entdeckten Krebse als auch die Zahl der operablen Fälle erhöhen.

Die Tabelle 1 gibt einen orientierenden Überblick über die Erfassungsquoten des Bronchialkarzinoms durch die RRU.

Tabelle 1. Prozentsatz der durch RRU neuentdeckten Bronchialkarzinome im Schrifttum:

Autor, Ort	Zahl d. durch RRU untersuchten Personen	Jahr	Neuentdeckte Ca. Zahl	%
BAUER, H. J., Schweden	423 221	1949—51	151	0,036
BAUER, H. J.	488 079	1955—58	144	0,03
BOUCOT et al., Philadelphia	142 156	1949—52	52	0,037
GOLDMANN, Glasgow	714 915	1957	347	0,053
GOLDMANN, Edinburgh	308 747	1958	101	0,036
GOLDMANN, Liverpool	454 286	1959	161	0,035
LIEBKNECHT, BRD	240 000	1950—53	41	0,017
LIEBSCHER, BRD	141 945	1950	—	0,013
LIEBSCHER	143 529	1951	—	0,018
LIEBSCHER	161 370	1952	—	0,022
LIEBSCHER	155 090	1953	—	0,049
SEILER, Edinburgh	308 747	1957	101	0,03
SIXT, BRD	1 727 697	1955—56	526	0,030
NEUMANN	190 559	1965	43	0,024
ARENS, BRD	608 826	1968	139	0,022
ARENS	525 871	1969	69	0,013
GÖTTSCHING, Baden	15 983 340	1955—68	4678	0,029
STEINBRÜCK, DDR	10 124 000	1960	1970	0,019
STEINBRÜCK	10 954 000	1965	2220	0,022
STEINBRÜCK	9 456 000	1969	2369	0,025
STEINBRÜCK	9 130 778	1970	2572	0,028
STEINBRÜCK	9 498 718	1971	2754	0,029
STEINBRÜCK	8 021 053	1972	2347	0,029

In der Tabelle 2 sind die durch die RRU erfaßten Karzinome nach ihrer peripheren und zentralen Lokalisation unterteilt.

In der DDR ist nach der gesetzlichen Einführung der RRU der Anteil der Fälle, die durch Vorsichtsuntersuchungen als Zufallsbefunde entdeckt wurden, um fast das Doppelte angestiegen (MATTHES 1969), ebenso ist auch der Anteil der symptomlosen Karzinome von 8% auf 39% angestiegen. Die Bedeutung des Schirmbildverfahrens für die Erfassung des Bronchialkarzinoms ist heute unbestritten.

Von einem Screeningverfahren erwartet man jedoch, daß es praktikabel und effektiv ist. Screenings gelten dann als wirkungsvoll, wenn sie bei relativ geringem Aufwand eine hohe Konzentration der Kranken ermöglichen in einer möglichst kleinen Risikogruppe, die nicht mehr als 10% der untersuchten Population ausmacht. Bei

Tabelle 2. Lokalisation der Bronchialkarzinome bei unterschiedlicher Art der Erfassung

Autor	Zahl d. Fälle	peripher %	parahilär %	zentral %
1. durch RRU oder zufällig entdeckte Fälle				
Belli, u. a.	24	83,3	—	16,7
Host	97	60,0	—	40,0
Anstett	453	61,8	—	
Berndt	462	76,0		
Kirsch	634	60,7		
Lindig	203	60,0	24,1	15,8
Baudrexl	217	77,0		
Zutz	474	68,7		
2. auf Grund von Beschwerden erfaßte Fälle				
Frenzel et al.	608	62,0	—	38,0
Anstett	283	31,4	—	68,6
Berndt	1747	51,6	—	48,4
Kirsch	615	27,7	—	72,3
Overholt	55	53,3	—	46,2
Baudrexl	310	53,2	—	46,8
Zutz	251	35,4	—	64,6

der Bildung von Risikogruppen bieten sich nach Wilde (1974) folgende Kriterien an:

1. Gesamtzahl der bisher gerauchten Zigaretten (100000—200000 Zigaretten)
2. männliche Bevölkerung vom 40.—70. Lebensjahr
3. industrielle Ballungszentren
4. bestimmte Berufsgruppen
5. Personen fortgeschrittenen Alters mit familiärer Tumor-Belastung
6. Männer mit Ulkus pepticum — Anamnese.

Symptomorientierte Risikogruppen werden für ein langfristiges Screeningsprogramm als wenig geeignet angesehen. Sie haben aber ihren aktuellen Wert für die klinische Tumorfahndung. Der derzeitige Trend geht dahin, daß sich das Bronchialkarzinom-Screening auf bestimmte Risikogruppen konzentrieren wird, während die RRU der Gesamtbevölkerung in zweijährigen Abständen erfolgen wird.

Für die weitere Diagnostik und Differentialdiagnostik des Bronchialkarzinoms sind heute jedoch die Thoraxgroßbildaufnahmen in 2 Ebenen und ggf. die Tomographie unerläßlich.

2.3. Die Thoraxübersichtsaufnahmen

Die Thoraxübersichtsaufnahmen in 2 Ebenen und die Thoraxdurchleuchtung liefern die Basisinformationen für die Diagnostik der Lungenerkrankungen. Durch die Anwendung der Hartstrahltechnik wird der objektive Bildumfang kleiner und der Knochenschatten gleicht sich an die Lungenzeichnung an. Hierdurch kommt der Lungenschatten besser zur Darstellung, der Hilusschatten löst sich in Einzelschatten auf und Gefäßschatten lassen sich auch im Herzschatten ausmachen (BECKER et al. 1964). Besonders günstig wirkt sich die Detailauflösung auch bei großen flächenhaften Verschattungen aus. Die Röntgenuntersuchung der Thoraxorgane beginnt mit einer Thoraxübersichtsaufnahme im posterioranterioren Strahlengang im Stehen. Sie vermittelt Informationen über die Lungenstruktur, Größe und Form des Herzens und der Organe des Mediastinums, über die Zwerchfellkonturen und den Zwerchfellstand sowie über die knöchernen Teile und den Weichteilmantel des Thorax. Sie dient der Aufdeckung krankhafter Befunde der Thoraxorgane, insbesondere solcher Veränderungen, die mit Abnahme des Luftgehaltes der Alveolen einhergehen, wie Atelektasen, entzündliche Infiltrationen, raumfordernde bzw. tumoröse Prozesse und Exsudatbildungen. Umschriebene Prozesse können rund, ring-, halbmond-, fleckförmig sein oder als bandförmige oder keilförmige Verschattungen erscheinen. Bei pathomorphologischen Befunden, die auf der p.a.-Aufnahme nicht ausreichend lokalisierbar und in ihrer räumlichen Ausdehnung zu erfassen oder zu klären sind, ist die laterale Thoraxaufnahme bei filmnaher Lage der interessierenden Befunde indiziert. Sie ermöglicht eine genauere Lappen- bzw. Segmentlokalisation, die Bestimmung der Ausdehnung von Befunden und den Nachweis des auf der p.a.-Aufnahme projektionsbedingt nicht dargestellten Befundes. Die Thoraxaufnahmen sind für die Befunddokumentation und für die Möglichkeit einer vergleichenden Befundbeurteilung unerläßlich.

Der Informationsgehalt der Übersichtsaufnahmen kann mit Hilfe der Thoraxdurchleuchtung ergänzt werden. Dieses trifft besonders zu für die Klärung der Nachbarschaftsbeziehungen, der Orientierung über Pulsationen und über die Beweglichkeit des Zwerchfells, des Mediastinums, des Herzens und der großen Gefäße. Die Grenzen der Durchleuchtung liegen in dem geringen Auflösungsvermögen mit der Folge einer erheblichen Detailreduktion, in der begrenzten Erkennbarkeit schneller Bewegungsabläufe und in der relativ hohen Strahlenbelastung für den Patienten. Auch die Bildverstärker-Fernsehdurchleuchtung kann diese Nachteile nur in einem begrenzten Umfange reduzieren. In der Diagnostik der peripheren pulmonalen Herde stehen die Thoraxübersichtsaufnahmen in 2 Ebenen an der ersten Stelle. Weitere röntgenologische Untersuchungen können zur Erhärtung und Stützung einer Verdachtsdiagnose beitragen. Bei den peripheren Lungenprozessen kann die Schichtuntersuchung wichtige zusätzliche Informationen geben.

2.4. Die Schichtuntersuchung

Bei auffälligen Befunden der Lunge ergibt sich die Indikation zur Schichtuntersuchung (Tomographie, Zonographie) mit befundbezogener Einstellung. Sie soll die Befunde des Summationsbildes schichtspezifisch auflösen sowie Nachbarschafts- und Lagebeziehungen klären. Gegenüber dem zentralen Bronchialkarzinom sind die Indikationen und die Aussagemöglichkeiten der Tomographie für das periphere Bronchialkarzinom begrenzt. Es ergeben sich hier im wesentlichen zwei Anwendungsmöglichkeiten. Diese sind einmal die Beurteilung des peripheren Herdes und seiner Umgebung selbst, und zum anderen der Nachweis oder Ausschluß hilärer oder mediastinaler Lymphknotenvergrößerungen. Die Schichtuntersuchung erlaubt eine exaktere Bestimmung der Größe und Ausdehnung sowie der Nachbarschaftsbeziehungen in beiden Ebenen. Hierzu gehört auch die Abgrenzung des peripheren Herdes von begleitenden oder umgebenden entzündlichen oder spezifischen Veränderungen. Durch die Darstellung des sogenannten Kernschattens kann ein solider Herd von einer entzündlichen Infiltration unterschieden werden. Der kompakte Tumor-Kernschatten soll auf mindestens 1—2 Schichtaufnahmen nachweisbar sein, während pneumonische Prozesse in der Regel wegen ihrer segmentalen Ausbreitung keine scharfen kreisrunden Grenzen haben, die als Kernschatten imponieren könnten. Sie stellen sich tomographisch als relativ unscharfe und inhomogene Infiltrate dar. Auch wenn sich nicht in jedem Fall ein Karzinom sicher von einer Pneumonie tomographisch unterscheiden läßt, so muß jedoch bei Darstellung eines sicheren scharfen Kernschattens eine chronische Pneumonie für unwahrscheinlich angesehen werden (EICHHORN 1954, 1963).

Bei der Diagnostizierung des Verschlusses eines Segment- oder Subsegmentbronchus bleibt die Schichtuntersuchung deutlich hinter der Leistungsfähigkeit anderer Methoden wie der Bronchographie zurück, da die räumliche Anordnung der Segmente tomographisch nicht einwandfrei darstellbar ist (BECKER et al. (1964), LINK und STRNAD (1956)). Eine Vorwölbung des Tumors in das Bronchiallumen ist selten tomographisch nachweisbar, da die meisten Tumoren nach dem Eisberg-Typ wachsen und der größere, meist außerhalb des Lumens befindliche Tumoranteil das ganze Bronchialsystem überlagert und dieses auch im Tomogramm auslöscht.

Aus den Schichtaufnahmen ergeben sich zusätzliche Aussagen über Strukturveränderungen des Herdes. So können oft feinere Kalkeinlagerungen im Herd nachgewiesen werden, die auf der Summationsaufnahme nicht erkennbar sind. Diese Kalkeinlagerungen können wichtige Hinweise auf die Benignität des Herdes geben (BLEYER et al. (1975), GRIESBACH (1955), GÜRICH (1955), LICHTENSTEIN (1954), LILLINGTON et al. (1965), PISCHNOTTE (1960), ROTTE (1969), u. a.). Ebenfalls lassen sich durch die Schichtuntersuchung Einschmelzungen im Herd besser nachweisen, die in unterschiedlicher Form und Lokalisation vorkommen können bei abszedierenden Pneumonien, tuberkulösen Herden, Mycetomen und auch beim Bronchialkarzinom. Die Schichtaufnahme läßt eine nähere Information über Größe, Form, Lokalisation, Dicke und Kontur der Höhlenwand zu, die für die

Differentialdiagnose von Bedeutung sein können (STRNAD und STOLZE (1973), KEMMERER (1973)). PFAB et al. (1974) dagegen sind der Ansicht, daß nur in Ausnahmefällen die Tomographie zur Abklärung von Höhlenbildungen herangezogen werden sollte, während sie im allgemeinen durch neuere operative diagnostische Methoden wie die perkutane Tumor-Punktion und der Bronchoskopie verdrängt wird.

Ein weiteres differentialdiagnostisches Merkmal, das RIGLERsche Zeichen oder „notch sign" läßt sich ebenfalls zuverlässiger durch die Schichtuntersuchung darstellen.

Weitere tomographisch nachweisbare und auf ein Karzinom hinweisende Symptome sind nach BAUDREXL (1968) eine polyzyklische Randbegrenzung und nach PISCHNOTTE (1960) eine perivaskuläre und peribronchiale Invasion.

Durch die Tomographie lassen sich die Beziehungen des Herdes zur Pleura, Thoraxwand, zum Zwerchfell und Mediastinum, sowie nach GÜRICH (1955) auch zum Lappenspalt klären. Diese Aussagen können für den Operateur und den Strahlentherapeuten einen wesentlichen Einfluß auf die Therapieplanung haben.

Es können auch kleine flaue Herde, die auf den Übersichtsaufnahmen als fragliche Infiltrate imponieren oder durch Superprojektion von Rippe, Clavikula, Mamma u. a. nicht sicher identifiziert werden, durch die Schichtaufnahmen als echte Herdschatten nachgewiesen oder ausgeschlossen werden. Diese Möglichkeit ist sehr wesentlich für den Nachweis kleiner Karzinome oder tuberkulöser Herde sowie für die Fahndung nach unbekannten Lungenmetastasen. DAVIDSON et al. (1968) sowie FENNESSY (1975) weisen auf den Wert der Tomographie der gesamten Lunge für die Entdeckung unbekannter Lungenveränderungen hin.

Der tomographische Nachweis hilärer, bifurkaler, paratrachealer oder mediastinaler Lymphknotenmetastasen ist von wesentlichem Einfluß auf die Therapie-Indikationen. Es ist allerdings durch die Schichtuntersuchung nur der Nachweis vergrößerter Lymphknoten möglich, nicht oder nur unerheblich vergrößerte Lymphknoten können nicht abgebildet werden (LAUBENBERGER 1966). Der Befall regionärer Lymphknoten wird nach großen Sektionsstatistiken mit 70—90% angegeben (FISCHER (1949), KETTLER (1956)). Nach SCHRÖDER und EICHHORN (1966), SALZER und Mitarb. (1952) sowie nach PEACE und PRICE (1973) läßt sich jedoch nur ein Teil der Lymphknotenmetastasen tomographisch nachweisen. So kamen SCHRÖDER und EICHHORN (1966) in ihrem Material in 24,3% der Fälle tomographisch zu einer falschen Diagnose, die am Operations-Situs nachgewiesen werden konnte. Sie kamen zu der Schlußfolgerung, daß nur bei Risikofällen mit tomographisch eindeutigen Metastasen allein auf Grund der Schichtuntersuchung die Thorakotomie unterlassen werden kann. In allen anderen Fällen kann die definitive Entscheidung über die Resektionsfähigkeit erst am eröffneten Thorax mit Hilfe des Schnellschnitts getroffen werden.

Auf die Bedeutung der Schichtuntersuchung für die klinisch-röntgenologische Stadieneinteilung des Bronchialkarzinoms nach dem TNM-System wurde von WELLAUER et al. (1959) und von STEPHAN und Mitarb. (1968) hingewiesen. Es lassen sich hierbei Abhängigkeiten des regionären Metastasierungsgrades von der

Primärtumorgröße und -lokalisation sowie vom histologischen Typ feststellen. Nach der Stadieneinteilung der UICC (Union Internationale Contre le Cancer), Genf, 1968, kann die Ausdehnung der Erkrankung beurteilt werden durch die klinische Untersuchung, die Röntgenuntersuchung und die Endoskopie (einschließlich der Mediastinoskopie. Die zwischenzeitlich überarbeitete Stadieneinteilung siehe Anhang. Nach dieser Stadieneinteilung bedeuten:

T — Primärtumor
T 0 — Primärtumor ist nicht nachweisbar.
T 1 — Tumor ist auf Segmentbronchus oder auf ein Segment eines Lappens beschränkt.
T 2 — Tumor ist auf Lappenbronchus oder auf einen Lappen beschränkt.
T 3 — Tumor befällt den Hauptbronchus oder mehr als einen Lappen.
T 4 — Tumor überschreitet die Lungengrenzen.
N — Regionärer Lymphknoten
NX′ — Es ist nicht möglich, die intrathorakalen Lymphknoten zu beurteilen. Der Zusatz histologischer Befunde ist möglich, also NX− oder NX+.
N 0 — Kein klinischer, röntgenologischer oder endoskopischer Nachweis einer Vergrößerung der intrathorakalen Lymphknoten.
N 1 — Klinischer, röntgenologischer oder endoskopischer Nachweis einer Vergrößerung der intrathorakalen Lymphknoten.
M — Fernmetastasen
M 0 — Keine Fernmetastasen
M 1 — Fernmetastasen, einschließlich Pleuraerguß mit Anwesenheit von Tumorzellen und/oder Halslymphknoten.
    M 1 a — Pleuraerguß mit Anwesenheit von Tumorzellen.
    M 1 b — Tastbare Halslymphknoten.
    M 1 c — andere Fernmetastasen.

Übersichtshalber sollen auch die weiteren, für die Diagnostik des peripheren Bronchialkarzinoms in Frage kommenden röntgenologischen Untersuchungsmethoden kurz erwähnt werden.

2.5. Die Bronchographie

Die Bronchographie hat ihren festen Platz in der Diagnostik des Bronchialkarzinoms, jedoch ist ihr Aussagewert für das periphere Bronchialkarzinom nur begrenzt. So berichteten LABIS, EICHHORN und IGLAUER (1956) von zutreffenden bronchographischen Diagnosen in 97% der Tumoren der Zone I (Haupt- und Lappenbronchien), 86% der Tumoren der Zone II (Segmentbronchien) und 32% der Tumoren der Zone III (Lungenmantel). In einer späteren Untersuchung aus der gleichen Klinik fanden ROTTE, MATEEV und EICHHORN (1971) in 17,6% der peripheren Bronchialkarzinome eindeutige, und in 20,6% fragliche bronchographische Tumorsymptome, während in etwa 62% der Fälle keine bronchographischen Veränderungen erkennbar waren. Ähnliche Ergebnisse bei den peri-

pheren Bronchialkarzinomen werden auch von MASON (1966), MOLNAR (1963), NISSENBAUM (1964), RINKER (1968), VINNER (1964), WELIN (1959) mitgeteilt.
Durch die gleichzeitige Verbesserung der endoskopischen Ergebnisse konnten wir einen zahlenmäßigen Rückgang der Bronchographien bei der Diagnostik des Bronchialkarzinoms beobachten. Im Stellenwert steht heute die Bronchoskopie vor der Bronchographie. Bei tumorösen Prozessen der Zonen II und III, die sich nicht endoskopisch sichern lassen, kann die Bronchographie zu einer wertvollen Ergänzung werden. Die Bronchographie kann hier Veränderungen, auch wenn sie für eine Artdiagnose nicht ausgeprägt genug sind, sicher lokalisieren und einem Segment zuordnen. Durch eine dann selektiv durchgeführte Bronchoskopie mit blinder Probeexzision oder Katheterbiopsie kann somit die histologische Sicherungsquote bis zu 50% erhöht werden (WILT et al. (1959), ROTTE et al. (1971)). Auch GENOE (1974) weist auf eine deutliche Steigerung der diagnostischen Treffsicherheit bei kombinierter Anwendung von Bronchographie und Saugbiopsie hin.
Wichtige zusätzliche Informationen bringt die Bronchographie für die Differentialdiagnostik von Bronchialkarzinomen und entzündlichen Prozessen (ANACKER und LINDEN 1960). Bei den benignen Tumoren der Lunge lassen sich auf Grund der überwiegend indirekten Röntgenzeichen nur in begrenztem Maße bronchographische Aussagen über die Ätiologie des Herdes machen. Natürlich ist auch hier die Aussage sehr abhängig von der Lokalisation und Ausdehnung sowie von der Wachstumsform des Tumors.
Nach MAURER (1972) zählen die Bronchographie ebenso wie die Thoraxübersichtsaufnahme, die Durchleuchtung und die Tomographie zu den konventionellen Verfahren in der Diagnostik des Bronchialkarzinoms. Es kann nach MAURER in ca. 70% der Fälle der Tumor mit Hilfe der Thoraxaufnahmen in 2 Ebenen lokalisiert werden. Die Tomographie in 2 Ebenen führt in weiteren 10% der Fälle zur Lokalisation des Tumors und zur Diagnose. Die Bronchographie liefert nur in ca. 5% der Fälle weitere diagnostische Erkenntnisse. Auch diese Angaben bestätigen die begrenzte Aussagekraft der Bronchographie beim peripheren Bronchialkarzinom.

2.6. Die angiographischen Methoden

Für die Diagnostik des peripheren Bronchialkarzinoms haben die Azygographie und die obere Cavographie keine wesentliche Bedeutung. Ihr Hauptindikationsgebiet liegt in der Diagnostik zentraler Tumoren des rechten oberen Hilus und des Mediastinums (BACHMANN et al. (1961), RANNIGER (1968), RINKER (1967), RYAN (1968), JANOWER et al. (1966)). Nach OLBERT (1973) ist die mediastinale Venographie indiziert bei Einflußstauungen, bei zentralen mediastinalen Tumoren, zur Rezidiv-Erfassung sowie bei einem verbreiterten Mediastinum mit negativem Mediastinoskopiebefund. Beim peripheren Bronchialkarzinom sind diese Methoden nur dann von Bedeutung, wenn mediastinale Metastasen bestehen mit Befall bzw. Blockierung der V. azygos und anormaler Zirkulation oder mit Verschluß bzw. Kompression der Vena cava cranialis. Es sollen nach DÜX et al. (1969) hiermit auch mediastinale Metastasen erfaßbar sein, die durch die Mediastinoskopie nicht zu erfassen sind.

Die selektive Bronchialarteriographie kann auch bei den peripheren tumorverdächtigen Lungenbefunden, die bronchoskopisch oder zytomorphologisch nicht abzuklären sind, zur pathogenetischen Klärung beitragen (Düx et al., 1969). Da das Bronchialkarzinom über die Bronchialarterie vaskulär versorgt wird, kann es nach VIAMONTE (1964) in ca. 85% ein auf den Tumor hinweisendes vaskuläres Bild zeigen. Interpretationsschwierigkeiten ergeben sich bei schlecht vaskularisierten oder avaskulären Tumoren und bei großen zerfallenden Karzinomen. Die Bronchialarteriographie kann auch Aufschluß geben über einen Tumoreinbruch in die Thoraxwand, Pleura oder das Zwerchfell.

Aus der Art der arteriellen Tumorversorgung lassen sich pulmonale von pleuralen Tumoren abgrenzen. Die Pharmakoangiographie mit Euphyllin oder Perphyllin bietet nach Düx et al. (1969) die Möglichkeit einer Differenzierung neoplastischer Prozesse von entzündlichen Herden.

Für die Therapie-Planung bedeutsam sind die Aussagen über die Tumorausdehnung und über die Beziehungen des Tumors zum Gefäßsystem (OLBERT, 1972).

Trotz zahlreicher Hinweise in der Literatur auf den Informationsgewinn durch die Bronchialarteriographie bei nicht gesicherten Bronchialkarzinomen fehlen noch nähere Angaben über die Treffsicherheit dieser Methode (BOTENGA (1970), Düx et al. (1969), HEUK (1973), OLBERT (1972, 1973a, 1973b), REMY (1972), SIMEONOV et al. (1974).).

Bei Tuberkulomen und Kavernen kann nach BOLT (1957) durch die Bronchialarteriographie bei der Indikationsstellung zur Lungenresektion entschieden werden, ob in der Umgebung des Herdes ausgedehntere Streuungen vorhanden sind, die zur Lobektomie zwingen, oder ob eine Segmentresektion noch möglich ist. Sie ist erst dann indiziert, wenn alle anderen röntgenologischen oder endoskopischen sowie bioptischen Methoden keine Klärung erbringen können.

Wie aus der Literatur ersichtlich, findet die Bronchialarteriographie nur bei strenger Indikationsstellung bei ausgewählten Fällen Anwendung.

Die Pulmonalisangiographie deckt Stenosen oder Verschlüsse des Pulmonalisarterienhauptstammes wie auch der Lappen-, Segment- oder Subsegmentarterien auf und läßt intrapulmonale Gefäßrarefizierungen und -verlagerungen erkennen. Die Interpretation umschriebener, histologisch nicht geklärter infiltrativer Lungenprozesse bleibt nach Düx et al. (1969), BRUNETTE et al. (1966) sehr schwierig. Bei zentralen Bronchialkarzinomen ermöglicht die Pulmonalisarteriographie Aussagen über die Operabilität. Bei pulmonalen Rundherden ist diese Methode dann indiziert, wenn tomographisch der Verdacht auf ein a.v.-Aneurysma besteht und dieses einer angiographischen Verifizierung bedarf. Für die Diagnostik des peripheren Bronchialkarzinoms hat diese aufwendige, auf wenige Spezialkliniken beschränkte und den Patienten belastende Methode keine wesentliche Bedeutung.

Wenn das Nativbild einen Thoraxwandtumor vermuten läßt, kann mit Hilfe der

Interkostalarteriographie, d. h. durch eine selektive Darstellung der entsprechenden Interkostalarterie, in den meisten Fällen die Diagnose bestätigt oder ausgeschlossen werden. Diese Methode ist in den Fällen indiziert, wo der Verdacht besteht, daß ein peripheres Bronchialkarzinom in die Thoraxwand eingebrochen ist. Sie bringt dem Operateur wichtige Hinweise über das notwendige Operations-Ausmaß.

2.7. Die perkutane Lungenpunktion

Diese Methode gewinnt eine zunehmende Bedeutung für die Diagnostik des peripheren Bronchialkarzinoms. Durch die Forderung, sie nur noch unter Bildverstärker-Fernsehdurchleuchtung vorzunehmen, wird sie eng mit der Röntgendiagnostik verknüpft. Für viele der peripheren Prozesse wird sie zur einzigen Möglichkeit für die histologische Sicherung des Befundes und so zur Grundlage für die weiteren Therapie-Indikationen. Die gefürchteste Komplikation, die Tumorzellverschleppung, hat dazu geführt, die Indikation zur Tumorpunktion relativ eng zu fassen (ROTTE 1970). Um zu vermeiden, daß ein primär operables Karzinom durch die Entwicklung von Impfmetastasen inoperabel wird, sollten nur inoperable oder fraglich operable Karzinome punktiert werden. Bei diesen, meist für eine Strahlentherapie vorgesehenen Fällen liegt der Stichkanal mit im Bestrahlungsfeld und erhält somit ebenfalls eine kurative Dosis. Andererseits ist die Zahl der Implantationsmetastasen, die in der Weltliteratur mitgeteilt wurden so gering, daß sie nach STAPENHORST (1972) als praktischer Risikofaktor nicht ins Gewicht fallen.

Die Ergebnisse sind abhängig von der Lage und Größe des punktierten Herdes sowie von der gehandhabten Punktionstechnik und den Erfahrungen des Untersuchers. Die Lungenpunktion ermöglicht die besonders bei malignen Tumoren erforderliche histologische Abklärung in hohem Maße und ist in der Diagnostik peripherer Herde unentbehrlich geworden. Sie kann bei Risikofällen zu einer erheblichen Reduzierung diagnostischer oder explorativer Thorakotomien führen und ist bei den Patienten mit inoperablen Karzinomen die Methode, die ohne wesentliche Belastung und Aufwand in kürzester Zeit eine histologische Diagnose ermöglicht.

Über Lungenpunktionen bei kleinen peripheren malignen Rundherden berichtete SINNER (1973). Bei 302 Patienten mit Herden von 4 mm bis zu 2,0 cm Durchmesser konnten 196 = 64% als nicht maligne, und 106 = 36% als zytologisch maligne diagnostiziert werden. Falsch positive Diagnose gab es nur in 4% der malignen Herde, und falsch negative Diagnosen in 2% der gutartigen Herde. SINNER konnte nachweisen, daß die frühzeitige zytologische Sicherung kleiner asymptomatischer maligner Herde durch die Nadelbiopsie und die dadurch auch frühzeitigere Operation zu einer Verbesserung der Prognose führten.

Die Ergebnisse der perkutanen Lungenpunktion schwanken in der Literatur zwischen 47% und annähernd 100%. Sie sind in der Tabelle 3 zusammengestellt.

Tabelle 3. Ergebnisse und Komplikationshäufigkeit nach Lungenpunktionen

Autor	Jahr	Zahl d. Punktionen	Komplikationen Blutung	Pneu.	Impfmetas.	pos. ex	Ergebnis
CRAVER	1940	240	0,8% 1 Luftemb.	—	—	—	51,6%
ROSEMOND u. LAUBY	1949 bis 1969	523	3,2%	7,4%	—	3	50,4%
FARKAS	1952	9	—	—	—	—	78,0%
WOOLF	1954	94	8,4% 3 Luftemb.	9,4%	1	1	88,0%
LÜDIN	1955	30	6,0%	3,0%	—	1	60,0%
KOPPENSTEIN	1956	200	—	—	—	—	47,0%
BUERGI	1961	20	—	15,0%	—	—	57,0%
EBERT	1962	105	—	10,0%	—	—	73,3%
REME	1963	115	—	10,0%	—	—	87,0%
SCHAUB	1963	68	5,8%	1,5%	—	—	53,0%
ARONOWITSCH	1963	48	—	16,7%	1	—	60,0%
NEUTSCH	1963	54	—	9,3%	—	—	63,0%
HAUSSER	1964	320	—	25,0%	—	—	92,0%
MORAWETZ	1965	57	5,3%	3,5%	—	—	77,3%
KRUMBHOLZ	1966	112	3,0%	11,1%	—	—	86,0%
PERTTALA	1966	53	—	13,0%	—	—	81,0%
ADAMSON	1967	71	4,2%	15,4%	—	—	63,0%
NORDENSTROEM	1967	2000	—	—	—	—	80,0%
RÜTTIMANN	1967	97	10,0%	10,0%	—	—	80,0%
MARUF	1967	140	6,0%	10,0%	1	—	57,1%
BRANDT	1967	493	—	24,4%	—	—	81,5%
STEVENS	1968	126	—	31,0%	—	—	100,0%
KNOCHE	1968	307	—	—	—	—	100,0%
RUSSEL	1968	50	2,0%	15,0%	—	—	70,0%
HAUSSER	1968	757	—	—	—	—	96,0%
EBERT	1968	250	—	—	—	—	86,0%
JENSEN	1970	120	17,7%	1,8%	—	—	65,0%
QUARZ	1970	113	3,2%	7,6%	—	1	67,3%
KIRSCH	1971	46	11,5%	5,1%	—	—	59,0%
OTTO	1971	1000	—	—	—	—	75,0%
STAPENHORST	1972	202	1,9%	4,8%	—	—	80,0%
VOLLHABER	1972	250	17,0%	20,0%	—	—	91,0%
ENGEL	1973	172	—	—	—	—	85,0%
MARTINY	1973	43	5,0%	23,0%	—	—	58,0%
ZELCH	1973	208	3,0%	16,0%	—	—	93,0%
HAYATA	1973	96	—	7,6%	—	—	84,4%
LAUSLAHTI	1974	110	0,9%	17,0%	—	—	71,0%
KELLER	1974	66	6,0%	8,0%	—	—	79,0%
ROTTE	1974	120	0,9%	12,0%	—	—	75,0%

3. Zum diagnostischen Wert nicht-radiologischer Methoden

3.1. Die Bronchoskopie

Die Bronchoskopie gibt Aufschluß über Lokalisation, Ausdehnung und Operabilität endobronchialer Tumoren. Durch Probeexzision, Curettage oder Saugbiopsie läßt sich der Befund histologisch sichern. Für die Diagnostik des zentralen Bronchialkarzinoms ist sie die aussichtsreichste diagnostische Methode, beim peripheren Bronchialkarzinom sind ihre Möglichkeiten jedoch eingeschränkt. Wenn ein Karzinom endoskopisch zu erfassen ist, hat es in der Regel sein Frühstadium längst überschritten. Nach EICHHORN und BOHNDORF (1959) ließen sich nur 46% der resektionsfähigen Bronchialkarzinome endoskopisch sichern, im Material von WURMING und OLBERT (1962) wurden etwa 50% endoskopisch gesichert. PISCHNOTTE (1960) sowie auch GEISLER et al. (1962) berichten von fast 80% endoskopischen Sicherungen bei peripheren Bronchialkarzinomen. Mit der Weiterentwicklung der bronchoskopischen Technik ist es auch zu einer Verbesserung der Resultate gekommen. So berichteten 1968 BARTH und Mitarb. für den Zeitraum von 1950—1958 über eine bronchoskopische Sicherungsquote von 85% bei den zentralen und 32,6% bei den peripheren Bronchialkarzinomen, während im Zeitraum von 1959—1967 die Sicherungsquote auf 98,6% bei den zentralen und 58,6% bei den peripheren Bronchialkarzinomen angestiegen ist, wobei hier unter den peripheren Karzinomen alle nicht im bronchoskopisch einsehbaren Bereich befindliche Karzinome betrachtet wurden.
Durch die Einführung flexibler Bronchoskope konnte nach QUARZ (1971) die Effektivität der Bronchoskopie von 37,8% auf 73,8% erhöht werden. Die oben genannten Ergebnisse beziehen sich auf die Bronchoskopie mit Probeexzision. Eine Erweiterung der Methode stellt die Katheterbiopsie dar. So konnte MENNE (1965) nur 4/169 peripheren Bronchialkarzinomen durch blinde Probeexzision, aber 131/169 = 77,4% durch Katheterbiopsie sichern. FRIEDEL (1964) konnte mit der Katheterbiopsie 52% der außerhalb des endoskopischen Sichtbereiches gelegenen Bronchialkarzinome histologisch sichern und in weiteren 28% Verdachtsdiagnosen stellen. MAASSEN (1968) berichtete von 48% Sicherungen durch die Katheterbiopsie. Die Ergebnisse aus der FRIEDELschen Klinik wurden von KIRSCH (1971) mit auf 81% histologischen Sicherungen verbessert angegeben.
HATTORI et al. (1971) geben für die Saugbiopsie eine Treffsicherheit von 82,7% an, die sich allerdings nur auf zytologische Befunde bezieht.
Eine weitere, mit der Bronchoskopie zusammenhängende Methode ist die transtracheale bzw. transbronchiale Tumorpunktion. Mit ihr werden Sicherungsquoten

von 50% bis fast 80% angegeben (NORDENSTROEM (1965), WILLSON et al. (1971), SPELSBERG et al. (1971), PICHLMAIER et al. (1971), FENNESSY (1974)). Bei peripheren Karzinomen kann diese Methode auch nur dann erfolgreich sein, wenn gleichzeitig hiläre bzw. mediastinale Metastasen bestehen oder bei Tumoren von relativ zentraler Lokalisation.

Die Weiterentwicklung und Verbesserung der endoskopischen Methoden in den letzten Jahren hat zu einer Erhöhung der Sicherungsquoten bis 70—80% bei den peripheren Bronchialkarzinomen geführt. Dennoch entziehen sich etwa 20—30% der peripheren Karzinome zuzüglich der Patientengruppe, die eine Bronchoskopie verweigert oder bei der aus kardialen oder anderen Gründen eine Bronchoskopie nicht durchführbar ist, der endoskopischen Sicherung. Hier muß dann die Abklärung mit einer anderen Methode erfolgen.

3.2.   Die Sputumzytologie

Über den Wert der Zytologie und Histologie bei der Diagnostik von Lungenerkrankungen gibt es unterschiedliche Ansichten, die zwischen 2 Extremen liegen. Die einen Autoren vertreten die Ansicht, daß nur die traditionelle Histologie die Entscheidung über die weitere Behandlung des Patienten zukommt, da der zytologische Befund unsicher ist, die andere extreme Meinung ist von den Vorzügen der Zytologie so überzeugt, daß sie die histologischen Befunde für überflüssig hält. Die Sputumzytologie ist nach WOLFART (1972) heute noch weit davon entfernt, im Großen als Vorsorgeuntersuchung beim Bronchialkarzinom einsetzbar zu sein. Dazu ist nach WOLFART die Methode zu aufwendig und zu unsicher. Dennoch spricht sich auch dieser Autor für die Heranziehung der Zytologie in der Diagnostik des Bronchialkarzinoms aus.

Als große Vorteile hat diese Methode zu verbuchen, daß sie eine den Patienten nicht belästigende einfache Methode zur Materialentnahme ist, die in jeder Arztpraxis durchführbar ist, daß sie beliebig wiederholt werden kann mit geringem finanziellen Aufwand, und daß sie (mit Vorbehalt) ein Massenscreening gefährdeter Personen erlaubt. Für die Diagnosestellung werden in der Regel 3 aufeinander folgende Sputumproben gefordert, da nach TAKASAKI (1971) nur 40% der tatsächlichen krebskranken Patienten bei einer Probe Tumorzellen zeigen, während nach 3 aufeinanderfolgenden Tagen dieser Anteil auf ca. 80% ansteigt.

Auf die Bedeutung der Sputumzytologie bei Rundherden mit einer der bronchoskopischen Sicht nicht zugänglichen Lokalisation weisen u. a. BAUCHHENNS (1964), RINK (1965), ZIMMER (1964, 1972) hin. Die Angaben über die Treffsicherheit der Sputumzytologie bei peripheren Bronchialkarzinomen schwanken zwischen 30% bis 80% (FRENZEL (1964), LANGER (1964), FISCHNALLER et al. (1970), SASSY-DOBRAY et al. (1971), HAYATA et al. (1973), DEBEVEC (1974), LILLINGTON (1974), PEDIO (1974), HEINZER et al. (1975)).

Nach den Untersuchungen von OSWALD und Mitarb. (1971) steigt die Quote der positiven Befunde mit der Größe der Herde an. So fanden diese Autoren bei Herden unter 2 cm Durchmesser nur in 39% der Fälle positive Befunde (bei der

Bronchoskopie waren es 32%), und bei Herden über 2 cm Durchmesser in 60% der Fälle positive Sputumzytologie-Befunde (bei Bronchoskopie in 39% positive Befunde).

Die Sputumzytologie ist nach FULLMER (1969) und nach MARTINI (1974) von großer Bedeutung für die Erfassung klinisch occulter Karzinome.

Die Weiterentwicklung der zytologischen Technik und die zunehmenden Erfahrungen auf diesem Gebiet lassen für die Zukunft einen Anstieg der Treffsicherheit, und mit einer größeren Zuverlässigkeit auch eine weite Verbreitung dieser Methode erhoffen.

3.3. Die Thorakoskopie

Diese Methode ist nach SATTLER (1965) indiziert bei Erkrankungen der Pleura und bei kortikal gelegenen kleinen Rundherden der Lunge. MATZEL (1963) betrachtete den Krebsnabel, die höckrige Beschaffenheit des Tumors und seine vermehrte Gefäßzeichnung als wesentlichste Kriterien für ein peripheres Bronchialkarzinom. Dieser Autor konnte 1964 bei 18 von 50 peripheren Rundherden anhand dieser Kriterien die zutreffende Karzinomdiagnose stellen. BRANDT (1974) konnte in 85% der thorakoskopierten peripheren Karzinome makroskopisch und histologisch die zutreffende Diagnose stellen. Bei von der Lungenoberfläche entfernter gelegenen Tumoren wird die thorakoskopische Beurteilung diffiziler. Hier erweist sich in der Regel die Lungenpunktion der Thorakoskopie überlegen.

3.4. Die Mediastinoskopie

Als Indikationen zur Mediastinoskopie werden nach BÖTTCHER et al. (1974) angegeben.: 1. die Abklärung unklarer Prozesse des Mediastinums und der Lungenwurzel sowie unklare umschriebene oder diffuse Lungenerkrankungen mit Lymphknotenbeteiligung, und 2. die Bestimmung der Operabilität des Bronchialkarzinoms. Das bedeutet, daß beim peripheren Bronchialkarzinom diese Methode nur dann angewendet wird, wenn bereits mediastinale Metastasen zu erwarten sind. SPECHT (1968) fand bei 30% der peripheren Bronchialkarzinome mediastinoskopisch erfaßbare Metastasen und konnte bei diesen Patienten aus den Metastasen die histologische Karzinomdiagnose stellen. Mit Hilfe der Mediastinoskopie konnte SPECHT die Quote der Probethorakotomien von 30—40% auf unter 10% senken. MAASSEN und GRESCHUCHNA (1971) wiesen bei 28% der peripheren Bronchialkarzinome mediastinale Lymphknotenmetastasen nach und stellten ebenfalls eine Abnahme der explorativen Thorakotomien zugunsten der Resektionen als Folge der Mediastinoskopie fest. RINK und KNOCHE (1970) fanden bei 32/117 Fällen = 27,7% mediastinoskopisch Metastasen. Auch hier handelte es sich ausschließlich um periphere Bronchialkarzinome. Die Bedeutung der Mediastinoskopie für das periphere Bronchialkarzinom liegt in 1. Linie in der Klärung der Operabilität, und nur für eine begrenzte Fallzahl in der histologischen Sicherung des Befundes bei positivem Lymphknotenbefall.

3.5. Die Probethorakotomie

Die Probethorakotomie oder diagnostische Thorakotomie gilt als ultima ratio für die Abklärung unklarer Lungenprozesse. Es muß jedoch erwähnt werden, daß die Probethorakotomie einen bedeutenden und nicht ungefährlichen Eingriff darstellt. So berichten DENCK (1953) von 10% Mortalität, MAURATH et al. (1953) von 11% und LÜDEMANN (1968) von 11,6% Mortalität. Im Krankengut von LÜDEMANN waren 148/250 Karzinomen vor der Operation histologisch nicht gesichert. Durch die Thorakotomie konnten 90/148 Karzinomen = 60,8% histologisch gesichert werden. Bei ungeklärten wachsenden peripheren Lungenprozessen spricht sich die Mehrzahl der Chirurgen und Diagnostiker für die Durchführung der Thorakotomie zur endgültigen Klärung aus (DAVIS et al. (1956), BAUDREXL et al. (1968), JOHNSON et al. (1949), HERINK und LINDER (1961), GEISSLER und HAAN (1964), HARTMANN und TRUX (1967), HARTUNG et al. (1965), LIENER (1963), KRAMPFF (1912), QUIENLAN et al. (1963), VIETEN (1965), u. a.). Nach SCHLUNGBAUM (1962) können etwa zwei Drittel der Fälle röntgenologisch differentialdiagnostisch abgeklärt werden. Für das letzte Drittel wird die Thorakotomie empfohlen.

LILLINGTON (1965) vertritt die Ansicht, daß es zur Anwendung der diagnostischen Thorakotomie einer strengen Indikationsstellung bedarf. Die Aufgabe der genannten diagnostischen Methoden, insbesondere der röntgenologischen Methoden, ist es, einen höchstmöglichen Prozentsatz an richtigen zutreffenden präoperativen Diagnosen zu stellen. Hierzu ist neben einer ständigen Weiterentwicklung und Verbesserung der Methodik auch eine subtile Auswertung und die Heranziehung neuer Parameter erforderlich. Sinn einer ausgefeilten und optimalen Diagnostik muß es sein, die Zahl der diagnostischen Thorakotomien auf ein Minimum zu reduzieren.

Die kurze Besprechung der einzelnen, für das periphere Bronchialkarzinom in Frage kommenden diagnostischen Methoden soll die Indikationen und diagnostischen Potenzen der einzelnen Untersuchungsmethoden aufzeigen. Diese Methoden können bei entsprechender Indikationsstellung sich in sinnvoller und optimaler Weise ergänzen und auch beim peripheren Bronchialkarzinom zu guten Resultaten führen. Eine Reihe der genannten Methoden sind jedoch auf wenige Spezialkliniken beschränkt. Da bis zur Einweisung und Aufnahme in der Spezialklinik für eine große Zahl der Patienten eine gewisse Zeit verstreichen kann und somit die Gefahr der Verzögerung der Diagnose besteht, erscheint es wichtig, schon möglichst früh nach der Erfassung und vor der Klinikaufnahme eine möglichst zuverlässige Verdachtsdiagnose zu stellen. Da in der ambulanten Praxis als diagnostische Methoden fast nur die Röntgenthoraxaufnahmen und die Tomographie zur Verfügung stehen, muß schon diesen Basis-Untersuchungen ein optimales Maß an Informationen entnommen und exakt verarbeitet werden.

4. Der Diagnoseprozeß

Die Diagnose stellt den wichtigsten und häufig auch den schwierigsten Teil der ärztlichen Leistung dar. Sie wird zur Basis für jedes weitere ärztliche Handeln. Jede Diagnose und Differentialdiagnose stellen letzten Endes ein Abwägen, Bewerten und Differenzieren der einzelnen Symptome dar (HEGGELIN 1963). Die Differentialdiagnose soll auch die Möglichkeit bieten, sich auf Grund der Beschreibung der vermutlichen Krankheit über die richtige Einschätzung des Symptoms zu orientieren und weitere Assoziationen zu gewinnen. Das Ziel der Differentialdiagnose ist es, Krankheitserscheinungen als Ausdruck bekannter Krankheitseinheiten herauszuarbeiten und darzustellen. Von Krankheitseinheiten spricht man nach HEGGELIN, wenn eine gleichbleibende Krankheitsursache bzw. Ätiologie vorliegt bzw. eine einheitliche Pathogenese, oder auch bei Vorkommen gleicher klinischer Erscheinungen und identischem pathologisch-anatomischem Befund. Für die Röntgendiagnose gilt es, die Möglichkeiten der objektiven und subjektiven Information des Röntgenbildes effektiv zu nutzen (BOUWERS 1962). Bei der Auswertung des Röntgenbildes durch den Arzt gewinnt man nur eine subjektive Information, die vom Wahrnehmen, insbesondere von den Wahrnehmungsbedingungen, abhängt. Der objektive Informationsgehalt wirkt mitbestimmend für die durch Wahrnehmung herbeigeführte subjektive Information.

Bei der Bildanalyse ist zunächst eine exakte Beschreibung aller Details und Einzelsymptome eines Befundes erforderlich. Dadurch wird es möglich, die anfallenden Informationen diagnostisch und differentialdiagnostisch zuzuordnen und zu einer Deutung und schließlich zu einer Diagnose zu kommen. Die Diagnosefindung hängt im wesentlichen ab von der Genauigkeit der Bildanalyse und Beschreibung aller Einzelsymptome. Der diagnostische Klassifizierungsprozeß umfaßt vor allem Wahrnehmungsleistungen, Entscheidungsfindungen und Klassifizierungsprozesse, denen langdauernde Erfahrungsbildungen zugrunde liegen. Die kognitiven Leistungen betreffen nach RICHTER et al. (1974) besonders die Wahrnehmung und Erkennung sowie die Deutung des Bildes. Die richtige Klasseneinordnung ist sowohl von der Qualifikation des Auswerters als auch von zahlreichen, teilweise bekannten psychologischen Faktoren abhängig.

Durch die Klärung der psychologischen Vorgänge, speziell des Prozesses der Merkmalsbildung bei der röntgenologischen Diagnosefindung können die Wahrnehmung und Deutung optimiert werden (RICHTER et al. 1974).

Für die Erfassung der Symptome ist es notwendig, sie so zu definieren und festzulegen, daß sie für jeden Beurteiler im gleichen Sinne reproduzierbar sind, d. h. daß ein Befund auch bei mehrmaliger Beurteilung von verschiedenen Beurteilern mit den gleichen Kriterien bewertet wird.

Die Ermittlung einer diagnostischen Aussage beinhaltet stets eine Entscheidung oder Wahrscheinlichkeitsangabe hinsichtlich einer bestimmten Krankheit bzw. Krankheitsgruppe. Die Entscheidung kann unter Bezug auf eine mehr oder weniger große Anzahl diskreter Merkmale erfolgen, die für die Diagnose relevant sind. Da die Merkmale durch sequentielles Absuchen bei der visuellen Röntgenbild-Analyse gewonnen werden, ergibt sich die logische Funktion in Form eines Entscheidungsbaumes. Im allgemeinen zieht der Arzt zur Diagnosefindung eine mehr oder weniger große Zahl von Symptomen heran, die teils relevant, teils auch irrelevant sein können. Die Aufstellung von optimalen sequentiellen Entscheidungsstrukturen soll nach RICHTER et al. zur Klärung der Diagnoserelevanz der Merkmale bzw. Symptome beitragen.

Durch Belegung der einzelnen Symptome mit entsprechenden Wertigkeiten und durch die Weiterentwicklung des konventionellen empirischen Diagnoseprozesses durch die Einführung mathematisch-maschineller Verfahren ergeben sich neue zusätzliche Möglichkeiten für eine Verbesserung der Diagnosefindung. Diese Möglichkeiten sollen hier näher untersucht werden.

5. Zur Röntgensymptomatik peripherer Lungenherde

5.1. Eigenes Material

Am Beispiel von 423 Patienten mit peripheren Lungenherden aus dem Zentralinstitut für Krebsforschung der Akademie der Wissenschaften der DDR, sowie von 90 Patienten mit gutartigen Lungenbefunden aus dem Forschungsinstitut für Tuberkulose und Lungenkrankheiten, Berlin-Buch, als auch im Vergleich mit den Literaturangaben soll zunächst die Bedeutung und der Aussagewert jedes einzelnen Röntgensymptoms für die Differentialdiagnostik solitärer peripherer pulmonaler Herde geprüft werden.

Alle Fälle waren histologisch gesichert, bei dem größten Teil der Patienten waren Resektionen durchgeführt worden. Von allen Patienten wurden die Thoraxaufnahmen in 2 Ebenen, und soweit vorhanden, d. h. bei 47% der Patienten zusätzlich die Schichtaufnahmen ausgewertet. Von 80% der Karzinome, 70% der benignen Lungentumoren und 60% der tuberkulösen Herde lagen außerdem Verlaufsserien vor, die zusätzliche Informationen vermittelten.

Die histologischen Diagnosen der Fälle verteilen sich folgendermaßen:

Tabelle 4. Ätiologische Verteilung der Herde im vorliegendem Krankengut

1. Maligne Tumoren	327 = 63,74%	
Plattenepithelkarzinome		121
undifferenzierte Karzinome		60
kleinzellige Karzinome		29
Adenokarzinome		59
solide Karzinome		26
großzellige Karzinome		9
anaplast. u. polymorphzellige Ca.		11
Alveolarzellkarzinome		5
Karzinome ohne Typisierung		5
Fibrosarkom		1
Carcinosarkom		1
Carcinoide		2
2. Benigne Tumoren	52 = 10,14%	
Hamarto-Chondrome		29
Fibrome		9
Neurinome, Neurofibrome		8

Tabelle 4 (Fortsetzung)

Adenom	1
Leiomyom	1
Lipom	1
Teratom	1
Histiozytome	2

3. Tuberkulöse und entzündliche Herde   125 = 24,37%

tuberkulöse Herde	108
entzündliche Herde	15
Mycetome	2

4. Varia   7 = 1,36%

Bronchialzysten	5
dysontogenetischer Mischtumor	1
Aneurysma der Vena azygos	1

insgesamt   513 periphere pulmonale Herde

Von den weiteren Untersuchungen wurden ausgeschlossen die Sarkome, Carcinoide, Metastasen und die Gruppe der Varia, da diese wenigen Fälle keine für diese Diagnosen repräsentative Daten erbrachten.
Die vorher definierten Röntgensymptome wurden nach einem festen Schema auf speziellen Fragebogen erfaßt. In einem weiteren Arbeitsgang wurde die Häufigkeitsverteilung der Symptome in den einzelnen Krankheitsgruppen ermittelt. Für die Aufstellung der Symptommatrix wurden nur 250 Karzinome, 50 benigne

Tabelle 5. Häufigkeitsverteilung der Röntgensymptome bei peripheren Lungenprozessen

	Bronchialkarzinome 250 = 59,5%	benigne Tumoren 50 = 11,9%	tuberkulöse Herde 120 = 28,6%
Alter			
0—19 Jahre	0 (00)	1 (02)	3 (03)
20—29 Jahre	0 (00)	2 (04)	14 (11)
30—39 Jahre	1 (01)	5 (10)	18 (15)
40—49 Jahre	6 (02)	14 (28)	30 (25)
50—59 Jahre	82 (33)	19 (38)	38 (32)
60—69 Jahre	137 (54)	9 (18)	17 (14)
70—79 Jahre	24 (10)	0 (00)	0 (00)
über 80 Jahre	0 (00)	0 (00)	0 (00)

Tabelle 5 (Fortsetzung)

	Bronchial-karzinome 250 = 59,5%	benigne Tumoren 50 = 11,9%	tuberkulöse Herde 120 = 28,6%
Geschlechtsverteilung			
männlich	219 (88)	30 (60)	91 (76)
weiblich	31 (12)	20 (40)	29 (24)
Lokalisation			
Rechts			
Segment 1	21 (09)	3 (06)	24 (20)
Segment 2	33 (13)	6 (12)	12 (10)
Segment 3	24 (10)	1 (02)	6 (05)
Segment 4 + 5	8 (03)	5 (10)	5 (05)
Segment 6	33 (13)	8 (16)	9 (07)
Segment 7	2 (01)	1 (02)	2 (02)
Segment 8	3 (01)	1 (02)	2 (02)
Segment 9	7 (03)	2 (04)	3 (03)
Segment 10	15 (06)	2 (04)	3 (03)
Links			
Segment 1 + 2	40 (15)	3 (06)	36 (30)
Segment 3	13 (05)	3 (06)	2 (02)
Segment 4	8 (03)	3 (06)	2 (02)
Segment 5	7 (03)	1 (02)	2 (02)
Segment 6	22 (09)	5 (10)	6 (05)
Segment 7	1 (01)	1 (02)	1 (01)
Segment 8	3 (01)	1 (02)	1 (01)
Segment 9	3 (01)	2 (04)	2 (02)
Segment 10	7 (03)	2 (04)	2 (02)
Zone II (perihilär)	65 (26)	7 (14)	7 (06)
Zone III (peripher)	185 (74)	43 (86)	113 (94)
Größe			
0—1,9 cm	11 (04)	3 (06)	31 (26)
2,0—2,9 cm	53 (21)	15 (30)	38 (32)
3,0—3,9 cm	88 (35)	13 (26)	38 (32)
4,0—4,9 cm	60 (25)	13 (26)	10 (07)
5,0—5,9 cm	20 (08)	4 (08)	2 (02)
6,0—6,9 cm	15 (06)	2 (04)	1 (01)
über 7,0 cm	3 (01)	0 (00)	0 (00)
Wachstum			
keine Verlaufsserie	45 (18)	14 (28)	46 (39)
meßbares Wachst. in 3 Mon.	142 (69)	1 (03)	8 (11)
in 3—6 Mon.	19 (09)	1 (03)	3 (04)

Tabelle 5 (Fortsetzung)

	Bronchial-karzinome 250 = 59,5%	benigne Tumoren 50 = 11,9%	tuberkulöse Herde 120 = 28,6%
Wachstum			
mehr als 6 Mon.	4 (02)	2 (06)	3 (04)
kein Wachst. in 3 Mon.	38 (18)	18 (50)	36 (48)
in 3—6 Mon.	1 (01)	4 (12)	14 (18)
nach mehr als 6 Mon.	1 (01)	10 (28)	10 (13)
Form			
rund	136 (54)	37 (74)	86 (72)
oval	46 (18)	10 (20)	14 (11)
asymmetrisch	59 (24)	3 (06)	18 (15)
nicht eindeutig umschrieben	9 (04)	0 (00)	2 (02)
Struktur und Dichte			
homogen, dicht	44 (18)	28 (56)	30 (25)
homogen, flau	14 (07)	8 (16)	8 (07)
inhomogen, dicht	84 (32)	7 (14)	27 (22)
inhomogen, flau	91 (36)	7 (14)	51 (42)
fleckig-diff., dicht	3 (01)	0 (00)	3 (03)
fleckig-diff., flau	14 (06)	0 (00)	1 (01)
Randkonturen			
scharf, regelmäßig	30 (12)	30 (60)	36 (30)
scharf, unregelmäßig	20 (08)	8 (16)	5 (05)
unscharf, regelmäßig	30 (12)	8 (16)	36 (30)
unscharf, unregelmäßig	170 (68)	4 (08)	43 (35)
Kalkeinlagerungen			
kein Kalk	247 (98)	42 (84)	104 (87)
feinkörniger Kalk	2 (01)	3 (06)	9 (07)
grobkörniger Kalk	1 (01)	5 (10)	7 (06)
Höhlenbildungen			
nicht vorhanden	222 (86)	50 (1)	88 (75)
dünne, glatte W., zentr.	2 (01)	0 (00)	0 (00)
dünne glatte W., exzentr.	1 (01)	0 (00)	4 (04)
dünne unregelm. W., zentr.	0 (00)	0 (00)	0 (00)
dünne unregelm. W., exzentr.	1 (01)	0 (00)	0 (00)
dicke glatte W., zentr.	2 (01)	0 (00)	1 (01)
dicke glatte W., exzentr.	9 (05)	0 (00)	8 (06)
dicke unregelm. W., zentr.	5 (02)	0 (00)	9 (07)
dicke unregelm. W., exzentr.	8 (04)	0 (00)	10 (07)

Tabelle 5 (Fortsetzung)

	Bronchial-karziome 250 = 59,5%	benigne Tumoren 50 = 11,9%	tuberkulöse Herde 120 = 28,6%
Riglersches Zeichen			
vorhanden	34 (14)	0 (00)	2 (02)
nicht vorhanden	216 (86)	50 (1)	118 (98)
Reaktion in der Umgebung			
nicht vorhanden	232 (93)	50 (1)	95 (79)
Satelliten	3 (01)	0 (00)	25 (21)
entzündl. Infiltrate	15 (06)	0 (00)	0 (00)
Beziehungen zur Pleura			
Herd nicht an Pleura	116 (46)	23 (46)	70 (58)
zu 25% angrenzend	96 (38)	16 (32)	43 (36)
zu 25—50% angrenzend	35 (14)	10 (20)	7 (06)
zu mehr als 50%	3 (01)	1 (02)	0 (00)
Pleuraverdichtung			
vorhanden	22 (09)	2 (04)	9 (07)
nicht vorhanden	228 (91)	48 (96)	111 (93)
Erguß			
vorhanden	4 (02)	0 (00)	1 (01)
nicht vorhanden	246 (98)	50 (01)	119 (99)
hiläre/mediastinale Lymphknotenvergrößerungen			
vorhanden	51 (22)	0 (00)	6 (05)
nicht vorhanden	199 (78)	50 (1)	114 (95)
Zwerchfellstand			
normal	247 (99)	50 (1)	119 (99)
abnormal	3 (01)	0 (00)	1 (01)
Tuberkulose			
nicht vorhanden	154 (61)	47 (94)	37 (32)
aktive Tbc.	1 (01)	0 (00)	2 (02)
inaktive Tbc.	95 (38)	3 (06)	81 (66)
Klinische Symptome			
vorhanden	105 (42)	13 (26)	24 (19)
nicht vorhanden	145 (58)	37 (74)	96 (81)

Tumoren und 120 tuberkulöse bzw. entzündliche Herde ausgewertet. Die verbleibenden Fälle sollten als Kontrollgruppe dienen.

Aus dieser Symptommatrix resultieren die Basis-Daten für die weiteren mathematisch-maschinellen Untersuchungen. Es wurden hier nur die erfaßbaren Merkmale berücksichtigt, die nach den eigenen Erfahrungen und nach den Literaturangaben diagnostisch und differentialdiagnostisch verwertbar sind. Hierbei handelt es sich fast ausschließlich um Röntgensymptome, als weitere Kriterien werden Angaben über Alter und Geschlecht sowie über das Vorhandensein bzw. Nichtvorhandensein von klinischen Symptomen berücksichtigt, also Angaben, die jedem Röntgenologen zugänglich sind. Im kommenden Abschnitt sollen die verwendeten Symptome erläutert und ihr Vorkommen bei den verschiedenen Krankheitsgruppen besprochen werden.

5.2. *Zur Definition des Begriffs peripherer Lungenherd*

Die peripheren Lungenprozesse sind in ihrer häufigsten Erscheinungsform Rundherde. Aus diesem Grunde beschäftigt sich die Literatur auch vorwiegend mit der Differentialdiagnostik der pulmonalen Rundherde. Auch die meisten Angaben zum Vorkommen und zur Häufigkeit der röntgenologischen Kriterien beziehen sich auf die peripheren Rundherde der Lunge. Es soll deshalb zunächst der Begriff des Rundherdes erläutert werden. In Anlehnung an die in der Literatur verwendeten Definitionen wurde von ROTTE und EICHHORN (1965) der Rundherd folgendermaßen definiert:

1. Der Rundherd muß solitär sein, kann evtl. kleine Satelliten haben.
2. Die Form muß rund oder eiförmig sein.
3. Der Durchmesser darf nicht mehr als 6—8 cm betragen.
4. Der Rundherd soll allseits von Lungengewebe umgeben sein.
5. Der Rundherd muß eindeutige Ränder haben, braucht jedoch nicht scharf begrenzt zu sein, und
6. dürfen keine Begleitpneumonien, Atelektasen oder regionäre Lymphknotenvergrößerungen bestehen.

Nach dieser Definition wären im Krankengut der Robert-Rössle-Klinik alle benignen Tumoren, 83% der Tuberkulome und 72% der Bronchialkarzinome als eindeutige Rundherde anzusehen. Wenn auch der Rundherd die häufigste Erscheinungsform der solitären Lungenprozesse darstellt, so gibt es jedoch gerade unter den peripheren Bronchialkarzinomen eine Reihe von Formen, die nicht direkt in diese Definition hineinpassen. Um möglichst alle Formen des peripheren Bronchialkarzinoms mitzuerfassen, haben wir den Begriff peripherer pulmonaler Herd weiter gefaßt. Die Erweiterung des Begriffes bezieht sich vor allem auf die Form des Herdes, das Vorliegen von regionären Lymphknotenmetastasen und kleineren peritumorösen Entzündungen, von denen jedoch der Herd gut abgrenzbar sein muß. Mäßig ausgeprägte Beziehungen des Herdes zur Thoraxwand und zur Pleura wurden ebenfalls berücksichtigt. Nicht nur runde oder ovale, sondern auch asymmetrische und unregelmäßig konturierte Herdformen wurden in die Untersuchungen mit einbezogen. Diese Erweiterung des ursprünglichen Rundherd-Begriffs ist vertretbar wegen der möglichen Einbeziehung fast aller Formen der peripheren Bronchialkarzinome in den diagnostischen Prozeß, zumal auch in der Literatur dieser Begriff von einzelnen Autoren variiert worden ist (JOYNT et al. (1959), RÜBE (1967), STEELE, 1963, TAYLOR et al., 1956).

5.2.1. Häufigkeit und Verteilung der peripheren Herde

Die Ursachen für die röntgenologische Zunahme rundherdähnlicher Lungenprozesse ist nicht völlig geklärt. Bereits FELIX (1957) erwähnt, daß viele Erkrankungen im Lungenmantel als Folge nicht ganz geklärter physikalischer Bedingungen Kugelform annehmen. Wichtig dürfte die Tatsache sein, daß immer die Tendenz besteht, bei größtem Volumen eine möglichst kleine Oberfläche einzunehmen. Ausschlaggebend für das Zustandekommen der Kugelform ist nach RÜBE (1967) die Lokalisation in der Lungenperipherie. Bei der Kontaktaufnahme mit den Stützelementen der Pleura oder der Lungenwurzel entwickeln sich Formveränderungen, die bei den Tumoren als besenreiserförmige Aufzweigungen = Krebsfüße in Erscheinung treten können. Das elastische Lungengewebe scheint während der Atemexkursion einen allseitigen gleichmäßigen Druck auf die lungenfremden Gewebselemente auszuüben. Dieser zusätzliche formative Reiz kann nach RÜBE zur Rundherdbildung führen.

Dem röntgenologischen Bild des Rundherdes und des peripheren pulmonalen Herdes können eine Vielzahl von pathologisch-anatomischen Befunden zugrunde liegen. Es kann sich fast jeder in der Lunge entwickelte Krankheitsprozeß als peripherer Herd entwickeln. Die in der Literatur angegebenen Häufigkeitsverteilungen beziehen sich fast nur auf die Rundherde, während zu den anderen Formen der peripheren Herde keine Angaben gefunden werden konnten. Aus der Literatur geht jedoch hervor, daß der Rundherd die weitaus häufigste Erscheinungsform ist. Der Überblick über die ätiologische Verteilung und die Häufigkeit der einzelnen Diagnosen bezieht sich ausschließlich auf Rundherd-Statistiken. Es handelt sich hierbei z.T. um Sammelstatistiken aus mehreren Kliniken, die jedoch einen ungefähren Überblick geben können. Die folgende Tabelle zeigt die Häufigkeiten des Vorkommens der verschiedenen Krankheiten als pulmonale Rundherde in der Weltliteratur.

Die Häufigkeitsverteilungen werden in der Literatur sehr unterschiedlich angegeben. So fallen in einzelnen amerikanischen Statistiken eine große Häufigkeit von coccoidoimykotischen und histoplasmotischen Rundherden auf, die in bestimmten Gebieten endemisch vorkommen, in Europa aber selten sind. Weiterhin spielen auch die Berichtsperiode, die Spezialisierung der entsprechenden Klinik und die geographische Lage für die Zusammensetzung des entsprechenden Materials eine große Rolle.

Tabelle 6a.

Autoren	Linder u. Jagdschian Sammelstatistik	Israel-Asselain Sammelstatistik	Steele Sammelstatistik	Ford Sammelstatistik
Gesamtzahl	2057	1203	887	729
maligne RH %	31,9	36,7	35,7	31,7
Bronchialca.	26,8	26,8	32,5	24,6
solitäre Metast.	4,2	5,7	2,9	5,6
Sarkome	0,9	0,8	—	1,5
Karzinoide	—	3,4	0,3	—
benigne Tumoren %	14,9	15,3	14,5	15,1
Hamarto-Chondrome	8,1	8,3	7,3	8,1
Adenome	3,0	—	0,9	3,9
Mesotheliome	0,9	—	1,0	0,4
Neurinome und Neurofibrome	2,9	0,9	—	—
a.v.-Fisteln	—	0,6	0,3	0,4
andere benigne Tumoren	—	5,5	—	2,3
Granulome %	53,7	46,1	53,5	40,1
Tuberkulome	43,0	40,6	13,7	29,3
Aspergillome	—	—	0,1	0,1
Histoplasmosen	—	—	18,2	—
Coccidiomykosen	—	—	11,0	0,4
chron. Pneumonien	2,0	1,6	0,2	3,7
Bronchuszysten	5,0	3,9	0,8	6,0
Echinococcus-Zysten	0,9	—	0,1	0,6
Varia	2,8	3,9	1,0	13,1

Auch bei den in der Tabelle 6 erwähnten Sammelstatistiken darf man nicht unbedingt auf eine tatsächliche Häufigkeit der einzelnen Diagnosen schließen, da auch hier z. T. bestimmte Auswahlprinzipien und z. T. ein endemisches Vorkommen vorgelegen haben mögen. So hat z. B. Steele (1963) 887 Rundherde aus amerikanischen Kliniken gesammelt, die jedoch alle asymptomatisch sein mußten. Man erkennt in dieser Tabelle relativ große Unterschiede in den Häufigkeiten des Bronchialkarzinoms, die z. T. unverhältnismäßig niedrig sind, während andererseits die Häufigkeiten der Tuberkulome relativ hoch sind. Auch die endemisch vorkommenden Granulome spiegeln sich in einigen amerikanischen Statistiken wider (Ford (1956), Steele (1963), Wlaske (1966)). Dennoch gibt diese Tabelle einen groborientierenden Überblick über die Verteilung der ätiologischen Gruppen.

Tabelle 6b.

Autoren	BAU-DREXL	STELZER STÜRZE-BECHER	IRMER MOHR	TAYLOR	WALSKE	HERINK	RÜBE
Gesamtzahl	326	273	260	236	217	200	200
maligne RH %	66	50,9	67,3	9,7	36,8	51	51,0
Bronchialca.	60	50,9	56,0	9,7	34,1	45	51,0
solitäre Metast.	4,2	—	5,8	—	2,7	5	—
Sarkome	1,8	—	2,3	—	—	1	—
Karzinoide	—	—	3,1	—	—	—	—
benigne Tumoren %	5,2	6,5	10,0	4,2	4,6	7	8,5
Hamarto-Chondrome	3,4	—	4,6	—	3,0	5	6,0
Adenome	1,8	—	—	—	1,2	0,5	—
Mesotheliome	—	—	—	—	—	1,0	—
Neurinome u. Neurofibrome	—	—	3,4	—	—	0,5	—
a.v.-Fisteln	—	—	2,0	—	—	—	—
andere benigne Tumoren	—	—	—	—	0,4	—	—
Granulome %	28,8	42,5	22,6	86,1	56,2	42,0	35,0
Tuberkulome	25,0	39,5	14,6	77,6	17,8	35,0	35,0
Aspergillome	—	—	—	—	0,4	1,5	—
Histoplasmosen	—	—	—	—	19,3	—	—
Coccidiomykosen	—	—	—	—	7,7	—	—
chron. Pneumonien	3,6	—	3,9	8,5	8,3	3,0	—
Bronchuszysten	0,2	3,0	1,3	—	1,2	—	—
Echinococcus-Zysten	—	—	1,3	—	—	0,5	—
Varia	0,1	—	2,0	—	3,4	2,0	5,5

5.3. Die Lokalisation

Der Aussagewert der Lokalisation als differentialdiagnostisches Merkmal ist wiederholt untersucht worden. Nach den Beobachtungen zahlreicher Autoren (ANSORG (1970), HEIN (1960), HERINK und LINDER (1961), IRMER und MOHR (1959), KLINNER (1956), RADENBACH (1962), ROTHE et al. (1960), RÜBE (1967), RÜTTIMANN (1953), SCHULTE-BRINKMANN et al. (1970), DE SOUSA (1956), STEELE (1963) et al.) sind 70—80% der Tuberkulome in den Oberlappen lokalisiert. Dieses hat z. T. zu dem Schluß geführt, daß ein peripherer Herd in den Oberlappen in erster Linie verdächtig auf einen tuberkulösen Herd sei. Jedoch auch andere Erkrankungen kommen häufig in den Oberlappen vor. So zeigen BAUDREXL et al. (1968), BURDETTE et al. (1965), DAVIS et al. (1956), IRMER und MOHR (1959), HARTMANN und TRUX (1967), RÜBE (1967), VANCE et al. (1959), daß auch 50—70% der Bronchialkarzonome in den Oberlappen lokalisiert sind. Nach ANSTETT (1970) kommen karzinomatöse und tuberkulöse Herde am häufigsten in den posterioren

Oberlappensegmenten vor, wobei die Tuberkulome hier noch häufiger als die Karzinome auftreten. Die Tuberkulome zeigen ihren Häufigkeitsgipfel im apikalen Oberlappensegment, die Karzinome im pektoralen Oberlappensegment. Hier haben die Tuberkulome ihren dritten Häufigkeitsgipfel. In allen übrigen Segmenten überwogen nach ANSTETT die peripheren Karzinome. Nach RÜBE (1967) soll die rechte Lunge etwas häufiger befallen sein als die linke Lunge. Chronisch-entzündliche Herde sollen nach HÄNTSCH und SCHRÖDER (1965) die 3. und 6. Segmente in beiden Lungen bevorzugen. Die gutartigen Tumoren kommen etwa zu 50—60% in den Oberlappen vor. Sie zeigen keine besonderen Prädilektionsstellen, sondern sind relativ gleichmäßig über die Lungenlappen verteilt (ARRIGONI (1970), BLEYER et al. (1957), BURDETTE et al. (1965), DAVIS et al. (1956), MADANI (1970), LICHTENAUER (1969), LEMOM et al. (1950), ROGERS und OCHSNER (1964)). Unter den benignen Tumoren zeigen die neurogenen Tumoren eine besondere Bevorzugung der paravertebralen Regionen bzw. dorsalen Lungenanteile (PRIMER (1967), RÜBE (1967), SCHLUNGBAUM (1962)). Auch aus der subpleuralen Lage eines Herdes lassen sich nur unwesentliche differentialdiagnostische Hinweise entnehmen. Die peripheren Bronchialkarzinome sollen häufig subpleural liegen. Bei Beziehungen zum Interlobärspalt kann es zu einer Ausziehung, zum sog. ,,Pleurafinger" kommen (HEIN (1960), RÜBE (1967), SCHLUNGBAUM (1962)). Dieses Symptom ist jedoch nach SCHLUNGBAUM (1962) nicht für das Karzinom pathognomonisch. Auch Tuberkulome (BLEYER et al. (1957), ROTHE et al. (1960)) und Chondrome (BATESON (1960/65), BLEYER et al. (1957), METYS (1964, 1967)) können subpleural liegen und entsprechende Veränderungen verursachen. Als hochgradig tumorverdächtig ist jedoch eine Infiltration eines peripheren Herdes in die Pleura mit Destruktion der angrenzenden Rippen anzusehen.

Im vorliegenden Krankengut verteilten sich die peripheren pulmonalen Herde folgendermaßen:

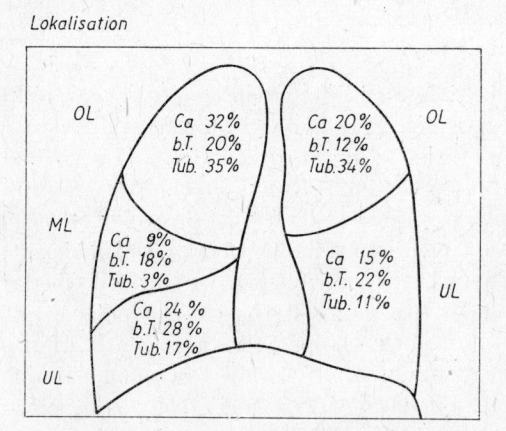

Abb. 1. Lokalisation der peripheren Lungenprozesse im Krankengut der Robert-Rössle-Klinik

Bei den Karzinomen läßt sich eine relativ gleichmäßige Verteilung der karzinomatösen Herde auf alle Lungenlappen erkennen. Die benignen Tumoren sind etwas häufiger in den Unterlappen, die Tuberkulome häufiger in den Oberlappen lokalisiert. Aus der Verteilung auf die einzelnen Segmente lassen sich keine differentialdiagnostischen Hinweise entnehmen, wie auch von KEMMERER et al. (1973), bestätigt wird.

Die Angaben aus der Literatur wie auch die eigenen Befunde lassen erkennen, daß die Lokalisation kein aussagekräftiges Merkmal sein kann. In Verbindung mit anderen Merkmalen wird jedoch auch von der Lokalisation eine zusätzliche Aussage erwartet.

5.4. Die Größe des Herdes

Die Größenbestimmung erfolgt durch Abmessung des größten Längs- und Querdurchmessers auf der pa.- und auf der seitlichen Aufnahme, also als dreidimensionale Messung. Zahlreiche Autoren (ARRIGONI et al. (1970), BAUDREXL et al. (1968), GEISSLER und HAAN (1964), IRMER und MOHR (1959), PELLET und GALE (1964), RÜBE (1967), TAYLOR et al. (1956), VANCE et al. (1959), u. a.) nehmen einen Durchmesser von 4 cm zum Richtwert und fanden in ihrem Material 846/1266 Karzinomen (Sammelstatistik) = 69% mit einem Durchmesser von mehr als 4 cm, während nur 44/208 benignen Tumoren = 21% einen Durchmesser über 4 cm hatten. Im Krankengut von BATESON (1964) hatten 53% der Karzinome eine Größe von 5 cm. Unter Bezugnahme auf einen geringeren Durchmesser waren im Krankengut von HOOD et al. (1963) alle Karzinome, im Krankengut von STEELE (1963) 75% der Karzinome größer als 2 cm.

Die tuberkulösen Herde sind in der Regel kleiner. Nach den Beobachtungen von DE SOUSA (1956) sind 80% der Tuberkulome kleiner als 3 cm. HEIN (1960) sah 25% der Tuberkulome mit einer Größe von 4—5 cm, die übrigen 75% der Tuberkulome waren kleiner als 4 cm. Im Krankengut von HOOD et al. (1963) waren 60% der Tuberkulome kleiner als 2,5 cm. Die gesammelten Angaben von LICHTENSTEIN (1954), TAYLOR et al. (1956), STEELE (1963) zeigen, daß 566/932 Tuberkulomen = 60,2% kleiner als 2 cm sind.

Im Krankengut der Robert-Rössle-Klinik hatten einen Durchmesser von mehr als 3 cm

   186/250 Karzinome = 75%
   32/50   benigne Tumoren = 64%
   55/120 Tuberkulome = 42%

Bei größeren Durchmessern verschiebt sich das Gewicht immer mehr zugunsten der Karzinome. Herde über 4 cm Durchmesser sind immer verdächtig auf einen malignen Tumor, während die Tuberkulome in der Regel kleiner sind. Jedoch kann die Größe als alleiniges Kriterium auch zu Fehldiagnosen Anlaß geben. Die folgenden Abbildungen sollen atypische Fälle demonstrieren.

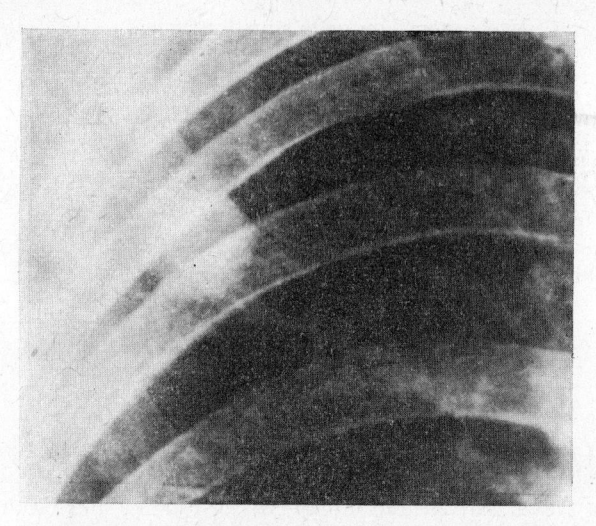

Abb. 2. Flaues kleines Infiltrat im rechten Oberlappen, als tuberkulöse Herde angesehen.
Histologische Diagnose: Karzinom

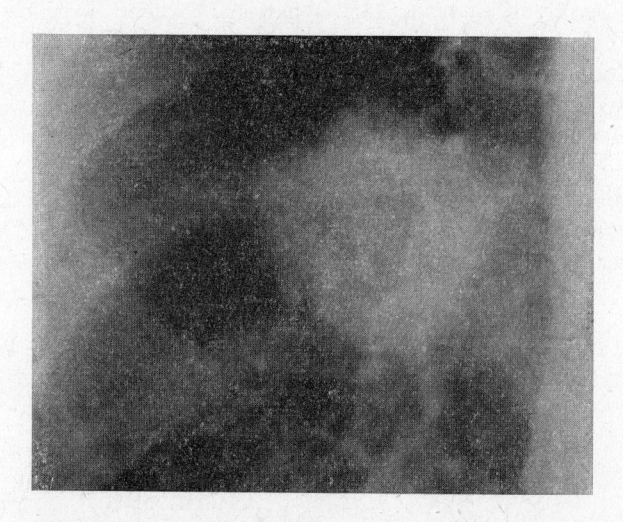

Abb. 3. Dichter Herd mit mehr als 4 cm Durchmesser rechts parahilär. Röntgenologisch als Karzinomverdacht beschrieben. Histologisch handelte es sich um einen tuberkulösen Herd

Die eigenen und zitierten Größenangaben stammen aus Kliniken und sind vielfach Zeichen eines längeren Bestehens des Herdes bzw. eines fortgeschrittenen Stadiums. Sie sind nicht repräsentativ für die bei der RRU entdeckten Frühfälle. Unter den Katasterkrebsen kommen auch relativ häufig kleine Karzinome vor. Bei diesen kleinen Karzinomen kann es zu erheblichen differentialdiagnostischen Schwierigkeiten kommen. Für ihre Erkennung wird die Hinzuziehung weiterer röntgenologischer Kriterien zur Notwendigkeit.

5.5. Das Wachstum

Aussagen über ein Wachstum resultieren aus der Zunahme der Größendurchmesser gegenüber den Ausgangsbefunden innerhalb einer bestimmten Beobachtungszeit mit Hilfe von Kontrollaufnahmen. Bei den Vergleichsmessungen müssen eventuelle Änderungen des Vergrößerungsfaktors bei Anwendung einer veränderten Röntgenaufnahmetechnik berücksichtigt werden. Die Angaben zum Wachstum beziehen sich in der Regel auf die meßbare Vergrößerung innerhalb eines bestimmten Zeitraumes. Oft können bereits Röntgenaufnahmen nach einem Inter-

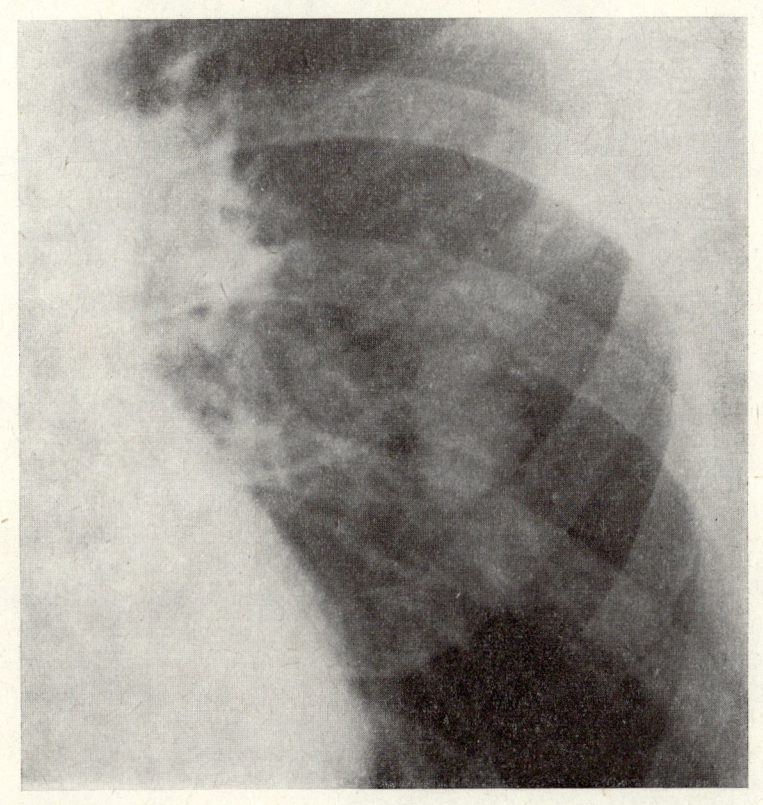

Abb. 4a

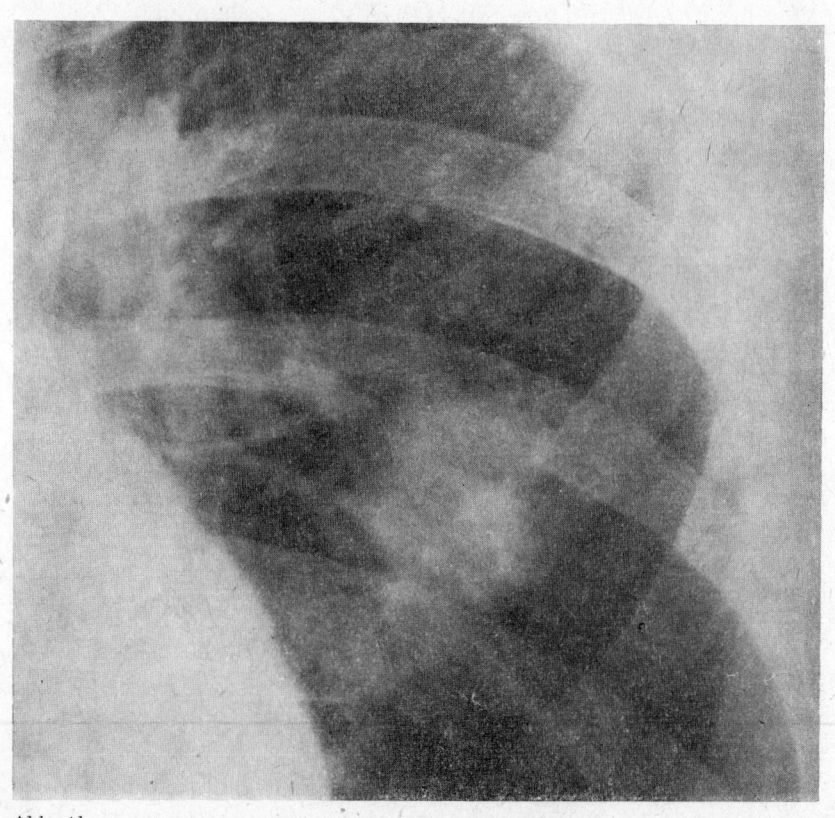

Abb. 4b

Abb. 4. Peripheres Bronchialkarzinom in der linken Unterlappenspitze
mit einem Beobachtungsintervall von 1 Jahr. Langsames Größenwachstum

vall von 4 Wochen wichtige Aussagen über das Wachstum liefern. Nach ASKE-
VOLD et al. (1965), DAVIS et al. (1956), IRMER und MOHR (1959), LINDER und JAGD-
SCHIAN (1959), ROTTE und EICHHORN (1965), SCHLUNGBAUM (1962), STELZNER et al.
(1959) läßt ein nachweisbares Wachstum in einer Zeit von 1—3 Monaten mit
allergrößter Wahrscheinlichkeit auf einen malignen Tumor schließen. Nach diesen
Literaturangaben ist in dieser Zeit in 68% der Karzinome, im eigenen Krankengut
in 69% der Karzinome, ein eindeutiges Wachstum nachweisbar. Diagnostisch
problematisch sind jedoch die Karzinome, die nur sehr langsam wachsen oder in
dem entsprechenden Beobachtungszeitraum kein Wachstum zeigen. Wie HART-
MANN et al. (1967), RÜBE (1967), u. a. konnten auch wir in einer Reihe von Fällen
diese Beobachtungen machen.
Die folgende Abbildung zeigt ein relativ schnell wachsendes peripheres Bronchialkarzinom (siehe Seite 40/41).
Benigne Tumoren haben eine wesentlich geringere Wachstumstendenz. Häufig

ist auch nach einem Intervall von einem Jahr und mehr nur eine geringe Größenzunahme erkennbar, oder der Tumor verhält sich in diesem Zeitraum völlig konstant (ASKEVOLD et al. (1965), BAUDREXL et al. (1968), BURDETTE et al. (1965), RÜBE (1967), SCHLUNGBAUM (1962), ZENTNER (1966), u. a.).
Im eigenen Material zeigte nur einer von den fünfzig benignen Tumoren innerhalb der ersten 3 Monate ein meßbares Wachstum, während bei 20% der Fälle der Herd auch nach 6 Monaten und länger eine konstante Größe zeigte.
Die folgende Abbildung zeigt ein wachsendes Fibrom der Lunge innerhalb eines Intervalls von 7 Monaten (siehe Seite 40/41).
Tuberkulome können durch appositionelles Wachstum unter Einbeziehung von Trabantenherden schnell größer werden (RÜBE, 1967). Jedoch wird das Wachstum spezifischer Herde weitaus seltener beobachtet als bei den Karzinomen. So sahen BAUDREXL et al. (1968), sowie BURDETTE et al. (1965) nur bei etwa 17% der Tuberkulome ein eindeutiges Wachstum, das oft erst nach einem Zeitraum von mehr als 3 Monaten erkennbar wurde. Nach RÜTTIMANN (1953) kam es bei 13% der Tuberkulome zu einer narbigen Ausheilung, 41% der Tuberkulome blieben unverändert und 46% wuchsen langsam weiter.
Das Fehlen eines nachweisbaren Wachstums bei radiologisch erkennbaren Verkalkungen im Herd ist nach LILLINGTON (1974) ein relativ unzuverlässiges Zeichen für die Gutartigkeit eines Lungenprozesses.
Nach eigenen Erfahrungen zeigten 7% der tuberkulösen Herde ein meßbares Wachstum innerhalb der ersten 3 Monate, während $60/120 = 50\%$ der tuberkulösen Herde auch nach 6 Monaten eine gleichbleibende Größe zeigten.
Die Abbildung 7 zeigt einen wachsenden tuberkulösen Herd. Die folgenden Abbildungen sollen zeigen, daß es beim Tuberkulom auch in vereinzelten Fällen zu einer spontanen Rückbildung kommen kann (siehe Seite 42—44).
Der Vollständigkeit halber sollen auch die mathematischen Methoden der quantitativen Wachstumsanalyse erwähnt werden. Von COLLINS wurde erstmals 1956 eine Methode zur genaueren Größenveränderungs-Analyse beschrieben. Hier wurde auch der Begriff Tumorverdopplungszeit geprägt. Unter der Tumorverdopplungszeit versteht man die Zeit, in der ein Tumor sein Volumen um 100% vermehrt. COLLINS und Mitarbeiter stellten eine exponentielle Wachstumsformel auf, NATHAN und Mitarb. (1962) sowie GARLAND (1963, 1966) machten auf die differentialdiagnostischen Möglichkeiten aufmerksam, die sich aus der quantitativen Wachstumsbestimmung ergeben. Diese Methode wurde von GERSTENBERG (1964) aufgegriffen und weiterentwickelt. Es wird hierbei die Ausdehnung des Tumorschattens in mm ausgemessen und das Volumen aus den Durchmessern nach einer angegebenen Formel berechnet. Ausgehend von der Gleichung

$$t_p = \frac{t - \log 2}{\log V_t - \log V_o}$$

(t_p = Tumorverdopplungszeit, V_t = Tumorvolumen zum Zeitpunkt t, V_o = Tumorvolumen zur Zeit t_o)

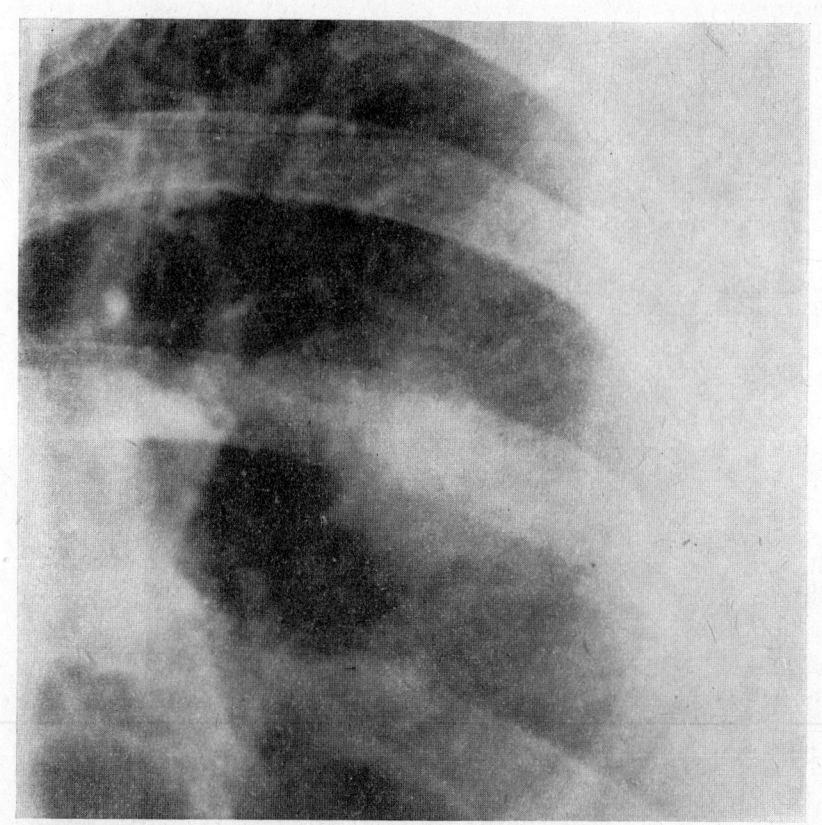

Abb. 5a

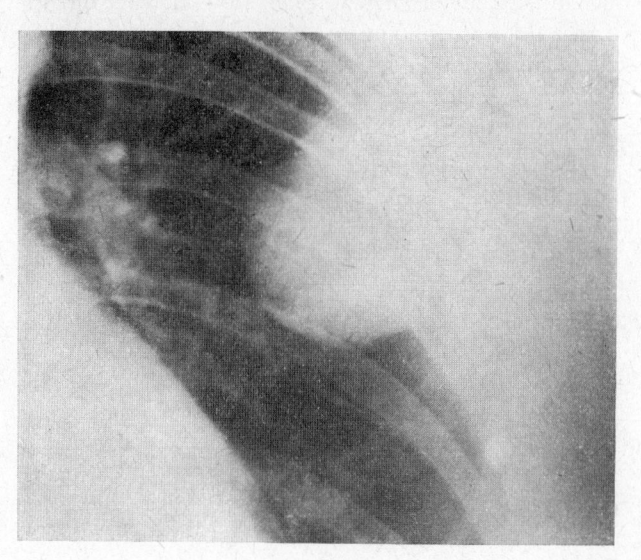

Abb. 6a

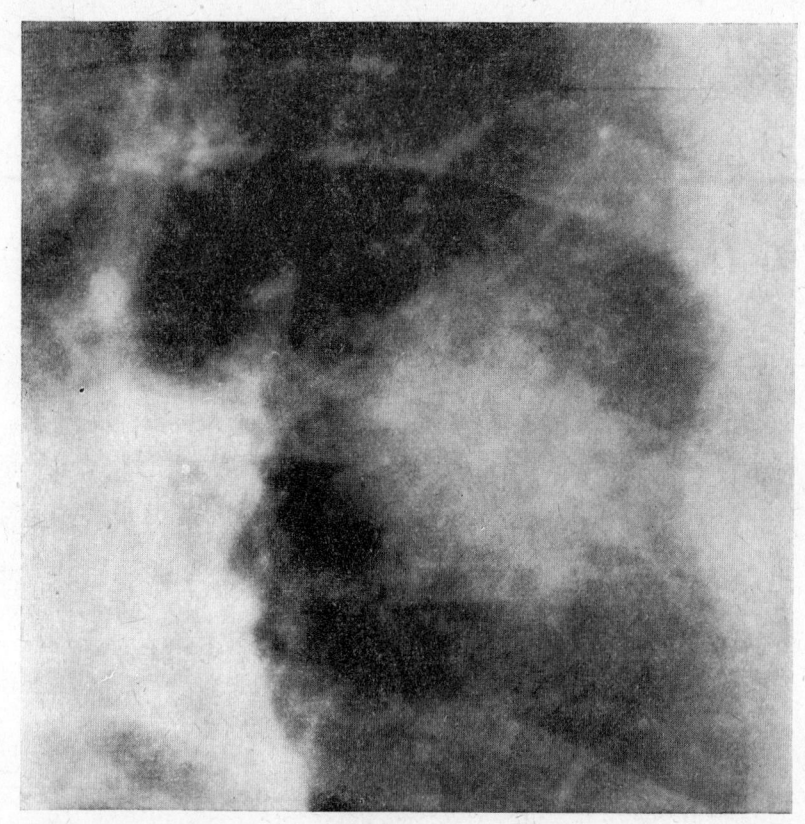

Abb. 5b

Abb. 5. Flaues Infiltrat in der rechten Unterlappenspitze. Auf der Kontrollaufnahme nach 6 Wochen deutliches Größenwachstum. Histologisch: Karzinom

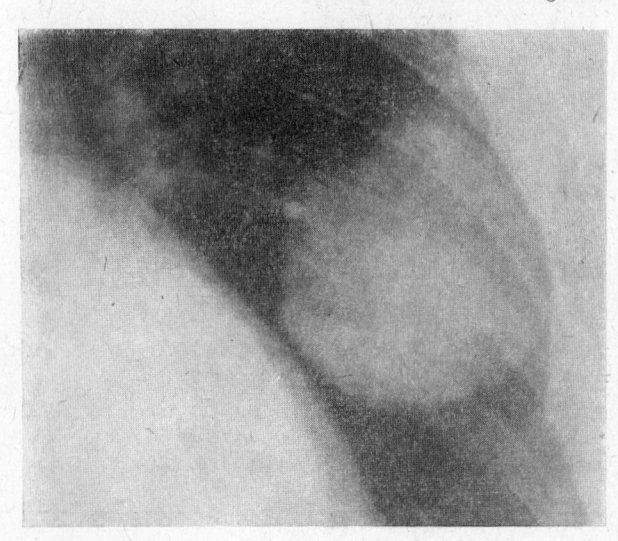

Abb. 6b

Abb. 6. Fibrom in der linken Unterlappenspitze. Mäßige Größenzunahme nach 7 Monaten

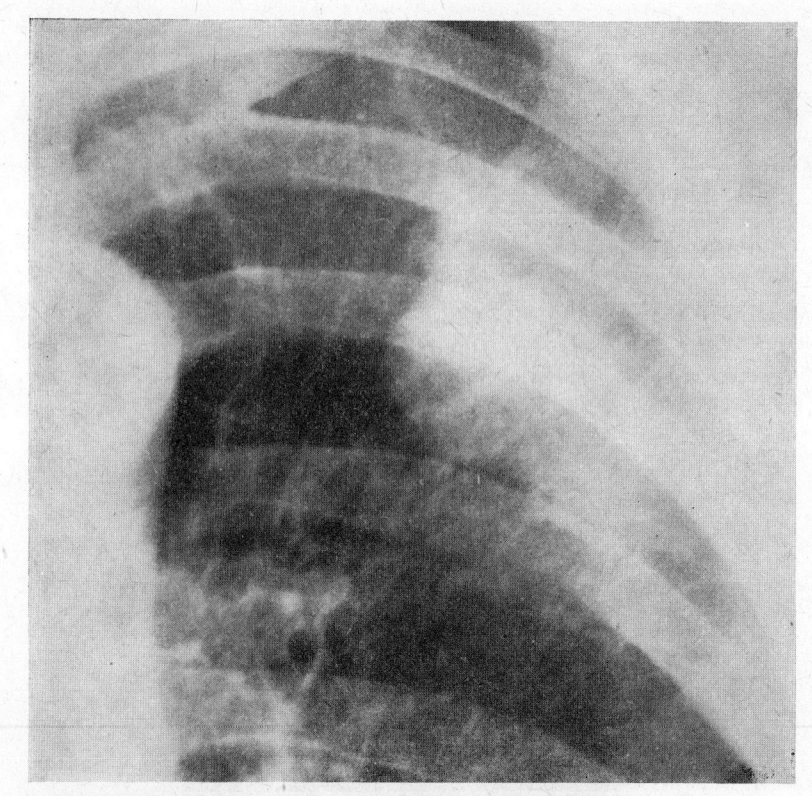

Abb. 7a

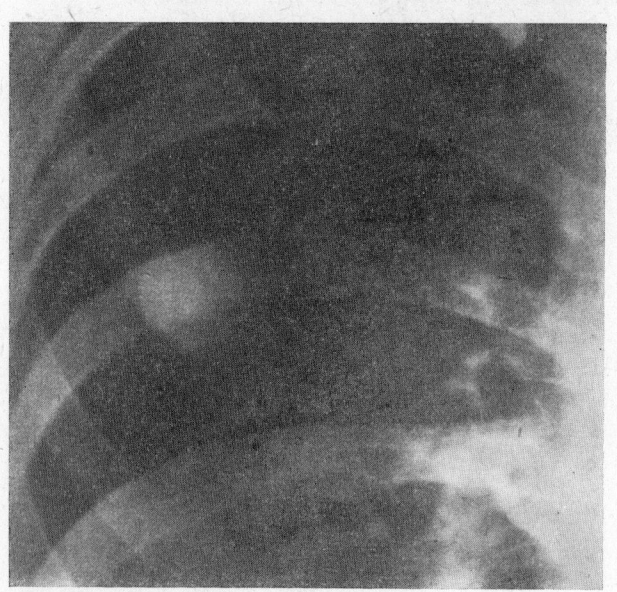

Abb. 8a

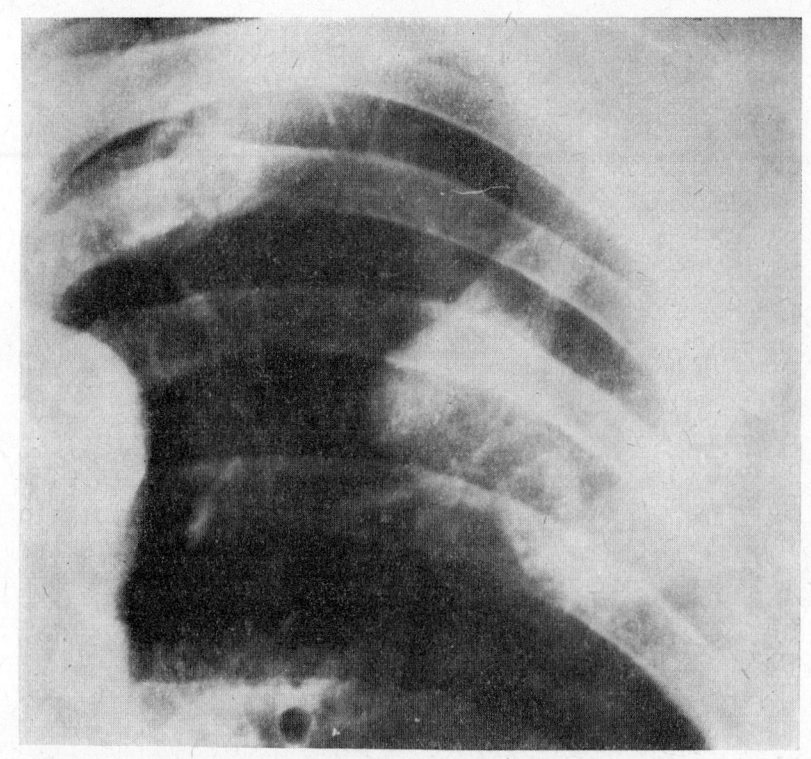

Abb. 7b

Abb. 7. Tuberkulöser Herd im linken Oberlappen. Größenzunahme nach 4 Wochen.

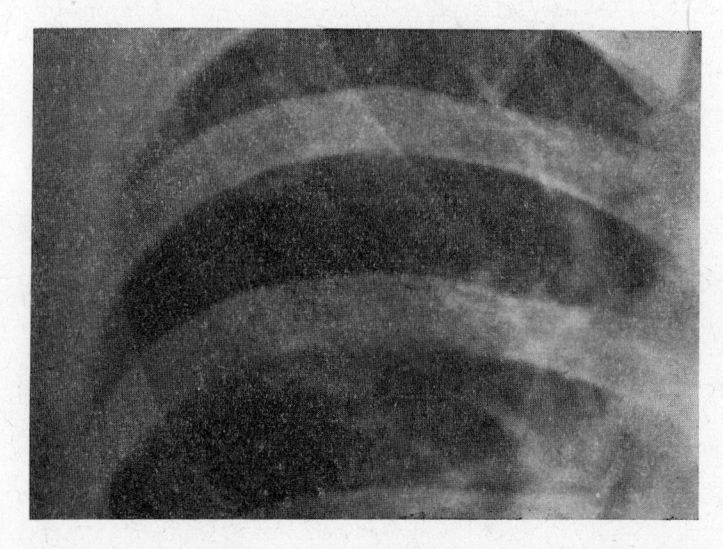

Abb. 8b

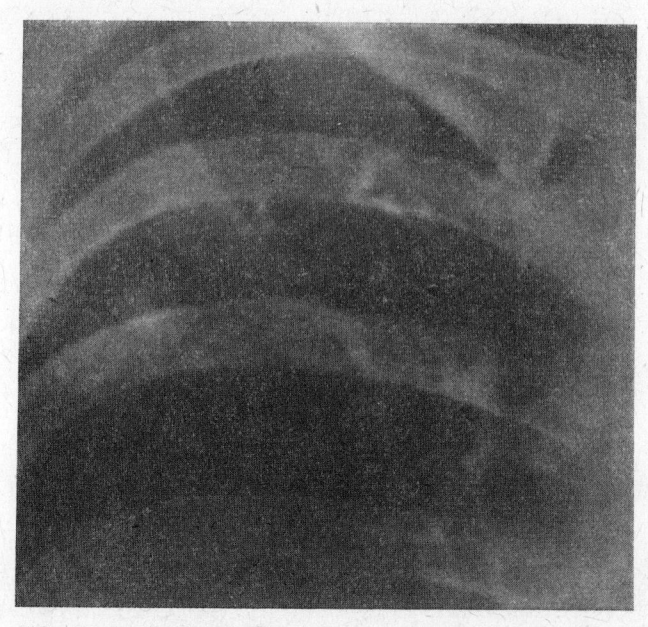

Abb. 8c

Abb. 8, a, b, c. Tuberkulom im rechten Oberlappen mit Kavernisierung und spontaner Regredienz

stellte GERSTENBERG ein relativ einfach anwendbares Nomogramm auf, aus dem bei entsprechenden Daten die Tumorverdopplungszeit abgelesen werden kann.
WOLFF et al. (1964a, b) fanden bei peripheren Bronchialkarzinomen Tumorverdopplungszeiten von 46—270 Tagen. Als unterste Grenze für die Verdopplung eines Karzinoms sahen sie 35 Tage. Gutartige Tumoren zeigten mit 669—1672 Tagen eine wesentlich längere Verdopplungszeit.
GERSTENBERG ermittelte bei malignen Tumoren Verdopplungszeiten von 6 bis 300 Tagen, bei den benignen Tumoren lagen sie über 465 Tagen. Auch NATHAN et al. (1962) geben für Bronchialkarzinome Tumorverdopplungszeiten von 7 bis 465 Tagen an. Die undifferenzierten Karzinome haben das schnellste, die Adenokarzinome das langsamste Wachstum. Auch Lungenmetastasen zeigen ein ähnlich schnelles Wachstum (SPRATT et al. (1963), WOLFF et al. (1964c)).
Angaben über die Verdopplungszeiten bei tuberkulösen Herden konnten in der Literatur nicht gefunden werden.
Während bei kurzen Verdopplungszeiten wichtige Rückschlüsse auf die Malignität des Herdes gemacht werden können, ist bei langen Tumorverdopplungszeiten die Trennschärfe dieses Kriteriums nur gering.
Wenn die Verdopplungszeit in die Kategorie „wahrscheinlich maligne" fällt, dann zeigt die Wachstumsrate nach LILLINGTON (1974) eine signifikante Korrelation mit der Prognose. In den Beobachtungen von WEISS (1974) zeigte nur ein

Teil der Bronchialkarzinome ein gleichmäßiges Wachstum, während ein Teil der malignen Rundherde keine konstante Wachstumsrate hatte.

Das röntgenologisch nachweisbare Tumorwachstum auf Grund von Verlaufskontrollen hat sich als ein aussagekräftiges differentialdiagnostisches Kriterium erwiesen und kann in ausschlaggebender Weise die Tumordiagnose stützen. Die Vorlage alter Aufnahmen bzw. einer Verlaufsserie ist deshalb für den Diagnostiker von größter Wichtigkeit, jedoch halten wir, wie auch die Mehrzahl der Autoren, Kontrollen über einen längeren Zeitraum, insbesondere bei Karzinomverdacht, für unverantwortlich. Auch bei Heranziehung älterer Schirmbildserien kann ein Intervall von 3—4 Wochen zwischen der letzten Schirmbildaufnahme und der Großbildaufnahme zur Erlangung dieser Information ausreichen.

5.6. Die Form des Herdes

Periphere Lungenherde können eine runde oder ovale gleichmäßige Form, eine asymmetrische unregelmäßige Form haben oder bei größeren, etwas schwerer abgrenzbaren Herden flächenhaft wirken. Auch bei den mehr flächenhaften Herden sollen jedoch zusätzliche Lappen- oder Segmentpneumonien sowie Atelektasen ausgeschlossen werden. Die folgende Skizze soll die unterschiedlichen Formen verdeutlichen. Die Bronchialkarzinome können runde oder ovale Formen

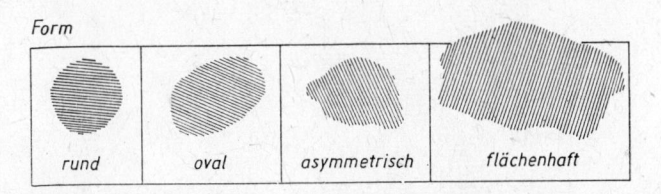

Abb. 9. Formen der peripheren pulmonalen Herde

zeigen, wesentlich häufiger aber als die benignen Tumoren und die tuberkulösen Herde haben sie unregelmäßige asymmetrische Formen und erscheinen in fortgeschrittenen Stadien auch flächenhaft.

Als überwiegend rund oder oval treten die Tuberkulome auf (BLEYER et al. (1957), GÜRICH (1955), PISCHNOTTE et al. (1960), ROTHE et al. (1960), RÜTTIMANN (1953), SCHMIDT (1960), SCHLUNGBAUM (1962)) wie auch die benignen Tumoren (BARTLEY et al. (1965), HEIZER (1952), LICHTENAUER et al. (1969), PRIMER (1967), THOMAS (1954)), Sarkome und Metastasen (H. SCHRÖDER (1963), TESCHENDORF (1958)). Chondrohamartome sind häufig gelappt (BATESON (1960, 1967), METYS (1964), ZENTNER (1966), u. a.).

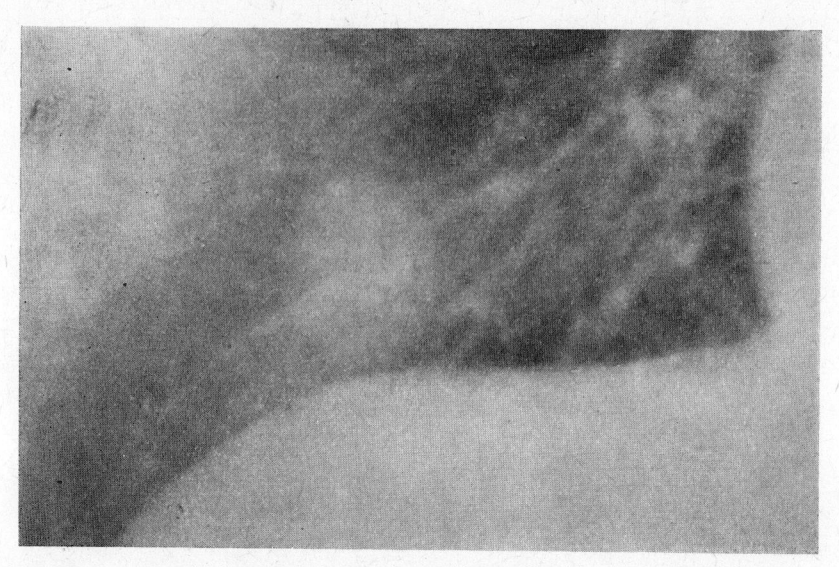

Abb. 10a. Typischer Rundherd, Chondrom

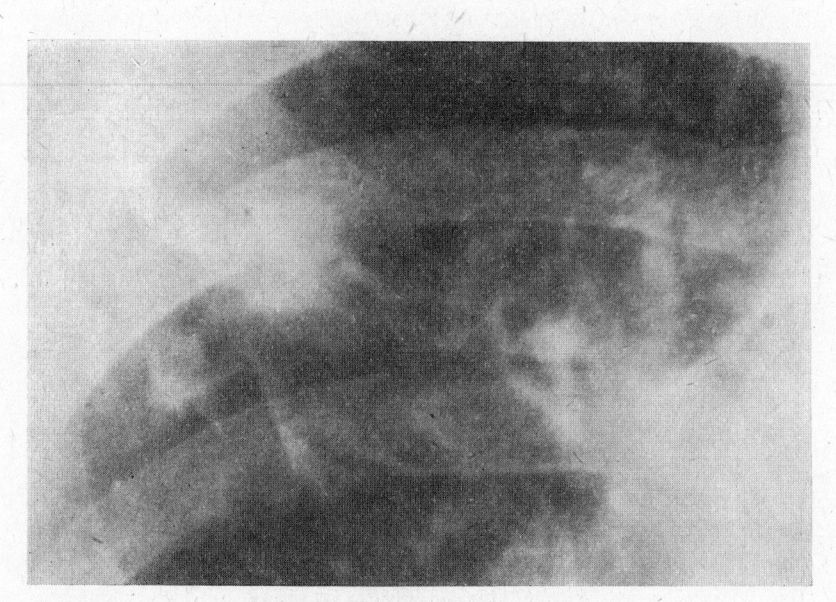

Abb. 10b. Asymmetrischer Herd, Bronchialkarzinom

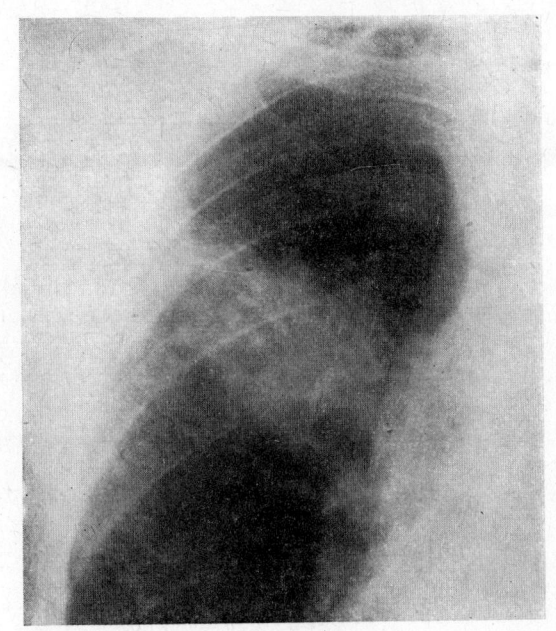

Abb. 10c

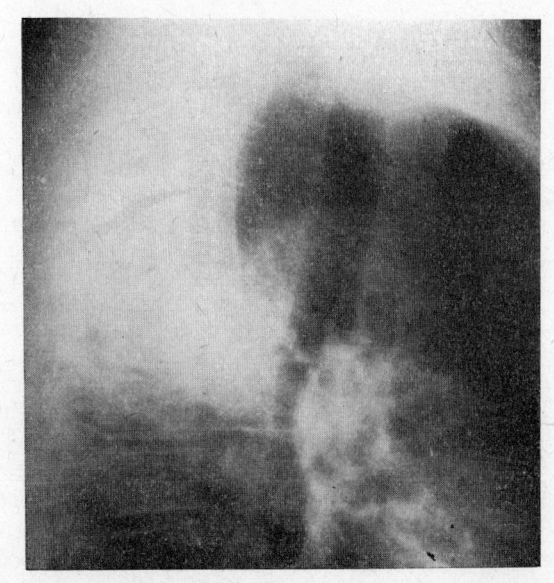

Abb. 10d

Abb. 10c und d. Mehr flächenhaft wachsender Bronchialkarzinom, pa.- und seitliche Aufnahme

Im eigenen Material wurde gefunden

	Karzinome	benigne Tumoren	tuberkulöse Herde
rund/oval	72%	94%	83%
asymmetrisch	24%	6%	15%
flächenhaft	4%	0	2%

Aus der Form eines pulmonalen Herdes lassen sich noch keine differentialdiagnostischen Schlüsse ziehen. Unter den „Rundherden" können sich viele pulmonale Erkrankungen verbergen. Bei asymmetrischen und ausgedehnteren Herden ist jedoch das differentialdiagnostische Spektrum schon eingeschränkt und läßt hier in erster Linie an ein Karzinom oder einen Prozeß entzündlicher Genese denken. In Verbindung mit weiteren Symptomen soll jedoch auch die Herdform bei der Beurteilung eines peripheren Lungenbefundes mit berücksichtigt werden (siehe Seite 46/47).

5.7. Die Randkontur

Die peripheren pulmonalen Herde können sich mit scharfen Randkonturen eindeutig von der Umgebung abgrenzen, sie können aber auch verwaschene, unregelmäßige und ausgefranste Konturen zeigen, manchmal auch Spikae-Bildungen. Zwischen diesen genannten Möglichkeiten gibt es fließende Übergänge. Die folgende Skizze soll die verwendeten Begriffe zur Charakterisierung der Randkonturen wiedergeben.

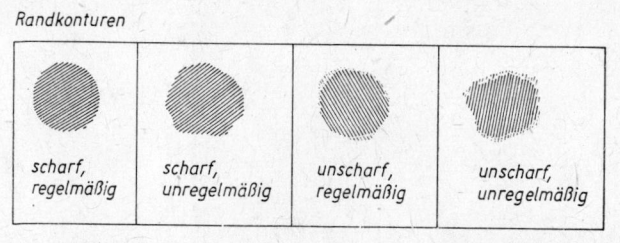

Abb. 11. Randkonturen bei peripheren pulmonalen Herden

Glatte und regelmäßige Randkonturen zeigen im allgemeinen die benignen Tumoren wie Fibrome, Lipome, Neurinome u. a. (ARRIGONI et al. (1960), BAUDREXL et al. (1968), BRUNNER (1955), BARTLEY et al. (1965), DAVIS et al. (1956), MADANI et al. (1970), KUOTRAS et al. (1971), PRIMER (1967), STEELE (1963), TAYLOR et al. (1956), ZENTNER (1966), u. a.), während die Chondrohamartome auch glatte, aber unregelmäßige Konturen zeigen können. Die Tuberkulome werden ebenfalls von der Mehrzahl der Autoren als scharf, glatt und regelmäßig konturiert angegeben (BAUDREXL et al. (1968), PELLET und GALE (1961), ROTHE et al. (1960), TAYLOR et al. (1956)). RADENBACH (1962) wies jedoch darauf hin, daß vor allem noch aktive Tuberkulome unscharf konturiert sein können, während ruhende und ältere Tuberkulome schärfer begrenzt und auch kontrastreicher werden.

Chronisch-entzündliche Herde zeigen nach HÄNTSCH und SCHRÖDER (1965) eine unscharfe, unregelmäßige uncharakteristische Begrenzung.

Bei den Karzinomen kommen relativ häufig unscharfe und unregelmäßige Randkonturen vor (BATESON (1964), BAUDREXL et al. (1968), BRUNNER (1955), DAVIS et al. (1956), STEELE (1963), SCHLUNGBAUM et al. (1962, 1973), TAYLOR et al. (1956), u. a.). Sie sind entweder Ausdruck eines infiltrativen Wachstums, einer peritumorösen entzündlichen Infiltration oder kleinster Atelektasen. Häufig läßt sich eine unscharfe auffasernde oder gezähnelte Kontur oder Stechapfelform erkennen (RÜBE, 1967). Scharfe Randkonturen fanden sich

	nach Literaturangaben	eigenes Material
Karzinome	24,8%	20%
tuberkulöse Herde	88,8%	35%
benigne Tumoren	90,0%	76%

5.7.1. Das Riglersche Zeichen

Mit der Randkontur steht auch das RIGLERsche Zeichen oder „notch sign" in einer Beziehung. RIGLER (1955) versteht unter diesem Symptom eine nabelförmige Einkerbung am Rande eines Rundschattens. Während RIGLER einen ausschließlich im Bereich der Pleura gelegenen keilförmigen, dreiecks- oder nabelförmigen Einschnitt als typisch ansah, glaubten andere Autoren wie SCHRÖDER et al. (1963), daß jede Eindellung der Zirkumferenz mit dem Nabelzeichen identisch sei. ROTHE und KURPAT (1966) verstehen unter dem „notch sign" die Einziehung der von einer serösen Haut, in diesem Falle der Pleura, bedeckten Organoberfläche. Das Nabelzeichen kann aus diesem Grunde nur bei pleuranahen Geschwülsten auftreten; hierbei kann sowohl die Oberflächenpleura wie auch die Interlobärpleura beteiligt sein. Als Ursachen für die Ausbildung eines Nabels sehen ROTHE und KURPAT (1966) die starke Nekrosenbildungstendenz der malignen Geschwülste an, die bei Wachstum in Richtung Lungenoberfläche zu einer pleuralen Reaktion führen. Die Nekrose wird unter Granulations- und Bindegewebsneubildung aufgesaugt, das neu entstandene fibröse Gewebe schrumpft und zieht die Pleura nabelförmig ein. Nach RIGLER entspricht die Einziehung der Randkontur dem Hilus des Tumors, in dem Gefäße einmünden. RÜBE (1967) vergleicht dieses Bild u. a. mit dem Bild eines Apfelstieles. Die folgende Abbildung zeigt eine schematische Darstellung verschiedener Formen der Nabel- und Hilusbildung nach RÜBE. RIGLER (1955) fand dieses Zeichen bei 25/132 Karzinomen = 19%, BAUDREXL (1968) bei 38/216 = 17% der Karzinome, und im Resektionspräparat sogar bei 83/216 Fällen = 38%. ROTHE und KURPAT (1966) fanden das „notch sign" bei 64/296 = 21% der Karzinome, BURDETTE und EVANS (1965) bei 28% der Karzinome. Dieses

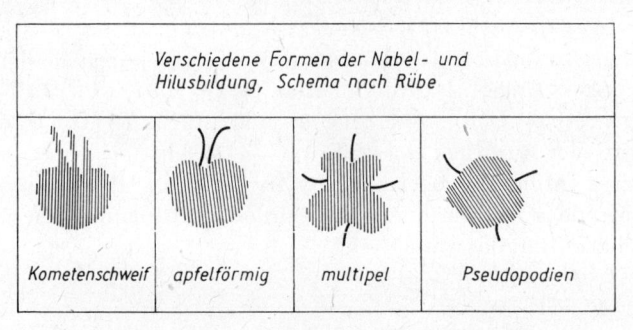

Abb. 12. Verschiedene Formen der Nabelbildungen

Zeichen wird für ein sehr auf ein Karzinom hinweisendes Symptom gehalten. Jedoch tritt dieses Symptom nicht nur ausschließlich bei Karzinomen auf. So beobachteten eine nabelförmige Einziehung bei Tuberkulomen BAUDREXL et al. in 2/82 Fällen, BLEYER und MARKS 1957 bei 1/52 Tuberkulomen, BURDETTE 1965 in 11%, ROTHE et al. 1966 in 5% und RINKER 1968 bei 16/22 Tuberkulomen. Bei gutartigen Tumoren ist bisher das RIGLERsche Zeichen nicht beobachtet worden. Im eigenen Material zeigten 34/250 Karzinomen = 14% eine nabelförmige Einziehung sowie 2/120 tuberkulösen Herden = 1,6%. Bei benignen Lungentumoren konnten wir keine nabelförmige Einziehung beobachten.
Das "notch sign" ist nach RIGLER (1955) häufiger bei Karzinomen über 2,5 cm Durchmesser nachweisbar als bei kleineren Karzinomen. Bei kleineren Herden hat dieses Symptom einen geringen Wert. Der Nachweis dieses Merkmals gelingt auf den Thoraxübersichtsaufnahmen infolge der Summation oft nur schlecht oder gar nicht, deshalb weisen RIGLER wie auch ROTHE und KURPAT (1966) auf die besseren Darstellungsmöglichkeiten auf Tomogrammen und Planigrammen sowie auf Schrägaufnahmen des Thorax hin.
Einige Autoren wie DREVOATUE und FRIMAN-DAHL (1961), DAVIS et al. (1956), IRMER und MOHR (1959), RÜBE (1967), SCHLUNGBAUM (1962) halten dieses Merkmal nicht für so signifikant, daß es differentialdiagnostisch eine entscheidende Aussage machen kann. Dagegen vertreten jedoch BAUDREXL et al. (1968), HÄNTSCH und SCHRÖDER (1965) sowie ROTHE und KURPAT die Ansicht, daß das Nabelzeichen einen wertvollen Hinweis auf ein Karzinom auf Grund seines häufigeren Vorkommens bei den Karzinomen geben kann, und daß sein Vorliegen bereits einen benignen Tumor ausschließen kann. Für die Differentialdiagnose Karzinom-Tuberkulom müssen weitere Kriterien herangezogen werden.

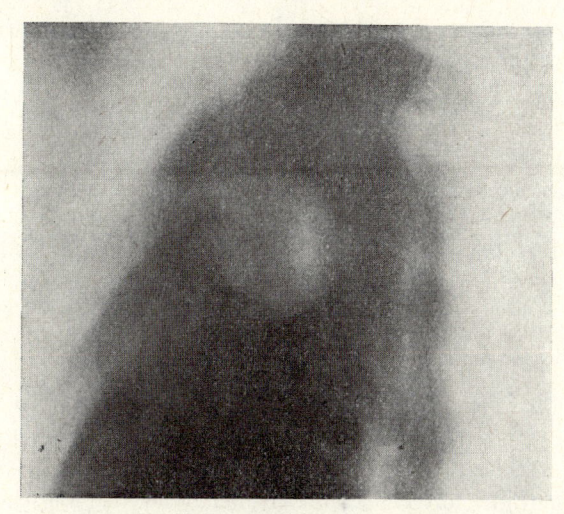

Abb. 13. RIGLERsches Zeichen bei einem Bronchialkarzinom

5.7.2. Der Pleurafinger

Durch die im Lungenparenchym isolierte Lage des Herdes können Reaktionen der Pleura, des peritumoralen Lungengewebes und teilweise auch der Lungenwurzel diagnostische Hinweise geben. Die bei Lokalisation am Lappenrand auf-

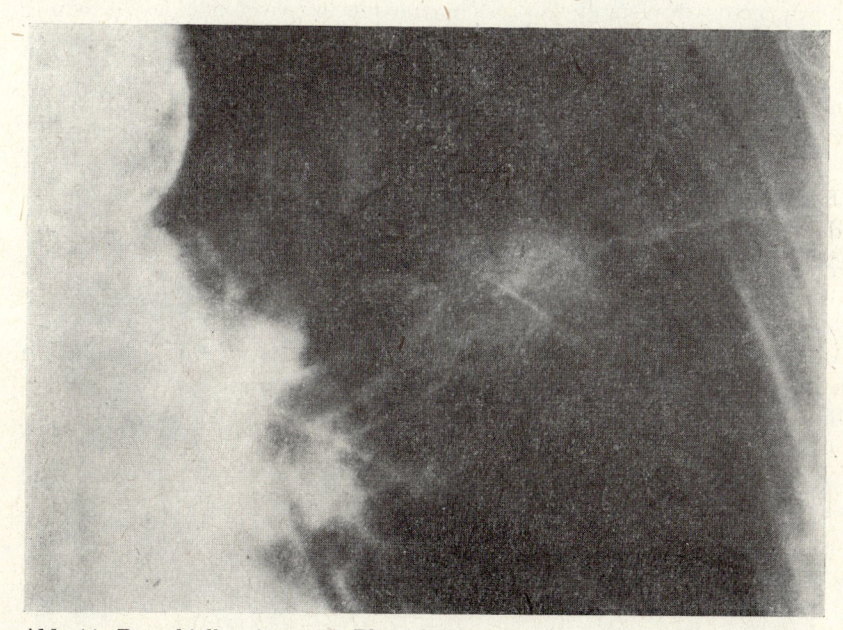

Abb. 14. Bronchialkarzinom mit Pleurafinger

tretende Verdichtung, die von RÜBE (1967) als Pleurafinger bezeichnet wurde, kann auf eine Malignität hinweisen. Nach RÜBE besteht zwischen dem Pleurafinger und dem RIGLERschen Nabelzeichen nur eine teilweise Übereinstimmung, da es nicht immer gelingt, ein hier einmündendes Gefäß aufzufinden. Von SHAPIRO et al. (1972) wurde dieses Symptom als „rabbit-ear-sign" oder als „tail-sign" bezeichnet und als pathognomonisch für das Alveolarzellkarzinom angesehen. Gutartige Prozesse wie Chondrome oder entzündliche Infiltrate können bei pleuranahem Sitz zu zarten Interlobärergüssen und zu fingerförmigen Schwartenbildungen führen.

5.8. *Die Schattenintensität des Herdes*

Die peripheren pulmonalen Herde können, unabhängig von der röntgenologischen Aufnahmetechnik, eine unterschiedliche Strahlendurchlässigkeit zeigen. Sie können gleichmäßig dicht oder gleichmäßig flau erscheinen, oder aber Bezirke unterschiedlicher Dichte und Inhomogenität zeigen. Wir haben in den eigenen Untersuchungen einen Herd dann als intensiv dicht bezeichnet, wenn er mindestens ebenso schattendicht wie die umgebenden Rippen war, und als flau, wenn er von geringerer Schattendichte als die Rippen war.
Karzinome zeigen nach RÜBE (1967) eine vom Kern zur Peripherie hin abnehmende Schattenintensität. IRMER und MOHR (1959), DAVIS et al. (1956), BAUDREXL et al. (1968) betonen, daß Karzinome in der Regel weniger schattendicht und inhomogen sind. Im eigenen Krankengut fand sich eine relativ gleichmäßige Verteilung der flauen und der dichten Herde, wobei kleinere Herde relativ flau erschienen und bei entsprechender Größenzunahme auch an Dichte gewannen.
Tuberkulome zeigen einen Wechsel der Schattenintensität und sind häufig inhomogen (RÜBE (1967), DE SOUSA (1956)). Relativ selten hat das Tuberkulom zwiebelschalenförmig angeordnete Ringfiguren (BAUDREXL et al. (1968), HEIN (1960), LACHMANN (1931), RADENBACH (1962), RÜTTIMANN (1953)). Tuberkulome sind in der Regel dichter als Karzinome und als entzündliche Herde (ANSORG und ASSAMANN (1970), GÜRICH (1955), IRMER et al. (1958), ROTHE et al. (1960), VIDAL et al. (1966)). Eine meist homogene und intensive Schattendichte zeigen die gutartigen Lungentumoren (BARTLEY et al. (1965), JOHANNSON und SÖDERLUND (1963), IRMER und SCHULTE-BRINKMANN (1961), SCHRATTER (1965)), besonders ist dieses bei Fibromen, Neurinomen und Neurifibromen nachweisbar, während bei Chondromen dichte und weniger dichte Bezirke im Tumor wechseln können. Entzündliche Herde haben häufig eine inhomogene Struktur und erscheinen flau im Röntgenbild, sie können jedoch nach HÄNTZSCH und SCHRÖDER (1965) bisweilen auch als relativ dichte Verschattungen imponieren. Der in diesem Zusammenhang verwendete Begriff Struktur bezieht sich auf den röntgenmorphologischen Aufbau des Herdes. Befunde mit einer gleichmäßigen Schattendichte werden als homogen strukturiert bezeichnet, Herde mit unterschiedlich dichten Anteilen als inhomogen strukturiert.

5.9. Einschmelzungen bzw. Kavernenbildungen

Höhlenbildungen innerhalb eines Herdes können sehr verschieden gestaltet sein. Ihre Beurteilung ist auf Schichtaufnahmen besser möglich als auf den Thoraxübersichtsaufnahmen. Nach PFAB et al. (1974) sollen nach den üblichen röntgendiagnostischen Maßnahmen (Thoraxaufnahmen in 2 Eb. und Durchleuchtung im Liegen und im Stehen) höchstens noch Zielaufnahmen angefertigt werden, dann jedoch ohne größere zeitliche Verzögerung die histologische Sicherung durch transthorakale Tumorpunktion oder Bronchoskopie oder Mediastinoskopie erfolgen. Diese Kombination soll eine fast hundertprozentige Treffsicherheit zeigen.

Die folgende Skizze soll einen Überblick über mögliche Erscheinungsformen der Kavernen geben, wobei allerdings nur die häufigen Formen dargestellt sind.

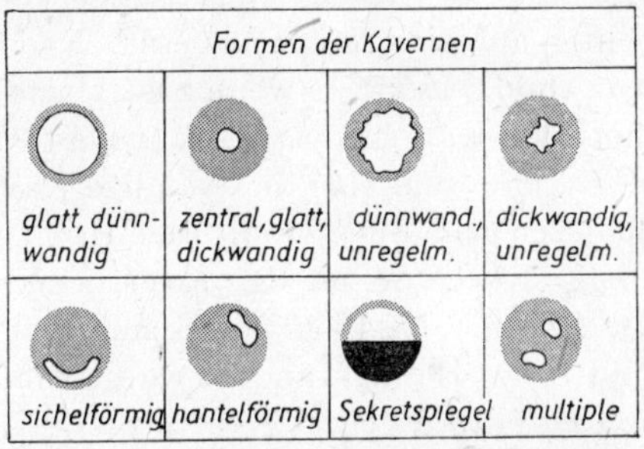

Formen der Kavernen			
glatt, dünnwandig	zentral, glatt, dickwandig	dünnwand., unregelm.	dickwandig, unregelm.
sichelförmig	hantelförmig	Sekretspiegel	multiple

Abb. 15. Formen der Höhlenbildungen

Während noch HODGSON und MCDONALD (1953) die Höhlenbildung als Merkmal für die Gutartigkeit eines Prozesses ansahen, ist die Höhlenbildung von zahlreichen Autoren (BATESON (1964), BERGER (1961), DÜNNER (1958), BAUDREXL (1968), GEISSLER und HAAN (1964), GOOD und HOLMAN (1968), HARTMANN und TRUX (1967), HAMMER (1961), IRMER und SCHULTE-BRINKMANN (1961), LINDER und JAGDSCHIAN (1960), LELEK (1963), PAPE (1950), REINHARDT (1971a, b), RÜBE (1967), TEGTMEIER (1965), u. a.) auch bei malignen Lungenprozessen beobachtet worden. Die Häufigkeitsangaben über Einschmelzungen bei Karzinomen variieren sehr. So sah STEELE (1963) in 4,2%, RÜBE (1967) in 6%, LELEK (1963) in 7%, BATESON (1967) in 12%, BURDETTE (1965) in 10% und BRÜCKNER (1965) in 13,7% der Karzinome Einschmelzungen. Unter den gutartigen Herden werden Höhlenbildungen vor allem beobachtet bei tuberkulösen Herden, entzündlichen Herden und Abszessen sowie bei Mycetomen. Bei benignen Tumoren kommen in der Regel keine Höhlenbildungen vor. Im gesamten zugänglichen Schrifttum fanden wir nur in der Arbeit von PELEG und PANZNER (1965) die Mitteilung über einen Fall, ein Hamartom mit einer zentralen Nekrose. Im Krankengut der Robert-Rössli-Klinik konnten keine Höhlenbildungen bei den benignen Tumoren beobachtet werden. Höhlenbildungen fanden sich in diesem Material bei 28/250 Karzinomen = 14% und bei 32/120 tuberkulösen Herden = 25%. Diese Befunde stimmen in etwa überein mit den in der Literatur angegebenen Häufigkeiten über das Vorkommen von Einschmelzungen.

Aus der Form und Lage der Einschmelzungen sollen nach RÜBE (1967) differentialdiagnostische Rückschlüsse möglich sein. Bei Karzinomen kommt die intratumorale Nekrose vorwiegend durch Zirkulationsstörungen zustande und ist vor allem beim peripheren Bronchialkarzinom zu finden (PAPE (1950), RIKER (1915), u. a.). Es besteht in vielen Fällen ein Mißverhältnis von Tumorwachstum und nicht ausreichender Blutversorgung, die zu einer zentralen Hypoxie und damit zur Nekrose führen kann. Bei den mehr zentral gelegenen Karzinomen kann es auch zum extratumoralen Zerfall distal des Bronchusverschlusses im atelektatischen Lungenbezirk kommen. Die Tumorkaverne zeigt nach HAMMER (1961) eine birnenförmige Form mit Anschluß an den Hilus, eine dicke Kavernenwand mit regelmäßiger oder zerklüfteter Innenwand. Erst das gleichzeitige Vorkommen mehrerer dieser Zeichen ist verdächtig auf eine Tumorkaverne. Nach LEILEK (1963) sind Übergriff auf die Thoraxwand, besonders wenn zusätzliche Rippendestruktionen vorliegen, Verdünnung der Kavernenwand, schnelles Wachstum der Höhle sowie ein dickstieliger Hohlraum und eine dickwandige Kaverne mit unebener Innenfläche Tumorverdachtszeichen. Auch GOOD und HOLMAN (1960) halten das Vorkommen wandständiger Knötchen an der Kaverneninnenfläche in hohem Maße für tumorverdächtig. Sie sahen bei 16/19 eingeschmolzenen Karzinomen unscharfe Innenkonturen und dicke Höhlenwände. Dagegen fand RÜBE (1967) bei seinen Karzinompatienten auffallend glattbegrenzte Kavernenwände. ANACKER und STENDER (1963) beobachteten bei den Tumorkavernen ebenfalls dicke und unregelmäßig konturierte Kavernenwände. Bei fortschreitender Einschmelzung kann die Kavernenwand dünner werden. Auftretende Spiegelbildungen in der Tumorkaverne können zu Schwierigkeiten in der Abgrenzung gegenüber Lungenabszessen führen (SCHUBERT und JAHN) 1955.

Einschmelzungen können auch auftreten bei Sarkomen (HIRSCH (1955), RÜBE (1967)) und bei Lungenmetastasen (CURRAN et al. (1959), KATZEW (1959), DODD (1961), H. MEYERS et al. (1956), LEMAY (1965), REINHARDT (1971), ROTTE (1969), SCHOEN (1963), WIGH (1951)). Eine Differenzierung zwischen einer solitären eingeschmolzenen Lungenmetastase und einem peripheren Bronchialkarzinom ist in den meisten Fällen nicht möglich.

Bei den Tuberkulomen kommt es in den käsigen Randpartien zur Erweichung und leukozytären Durchsetzung des Käses. Durch Einbeziehung des Bronchus werden nekrotisierte Partien abgehustet und es kommt zur typischen randständigen Kaverne. Andere Mechanismen der Höhlenbildung können sein: eine kolloidchemische Umwandlung des Käses oder eine zentrale Erweichung durch aktive Einwirkung der Tuberkelbazillen. Nach der Randkaverne ist beim Tuberkulom die Lochkaverne ein typischer Befund. Die Höhle kann zentral oder peripher liegen, manchmal haften der inneren Wand noch käsige Nekrosen an und geben ihr eine unregelmäßige Form und Dicke (ROTHE 1960). Nach RÜBE (1967) weisen die Tuberkulome ein ziemlich unregelmäßiges Einschmelzungsmuster auf. Sie

zeigen meist sichelförmige, lamelläre oder halbmondförmige Kavernen. Liegt ein Sekretspiegel vor, weist dieses auf eine schlecht drainierte Kaverne hin. Die kleinen lochförmigen Kavernen weisen nach RÜBE (1967) mehr auf ein relativ ausgereiftes Tuberkulom hin. Die Neigung zur Kavernisierung scheint mit zunehmendem Alter des Herdes zuzunehmen. So fand KLINGER (1956) zu Beginn der Beobachtungen bei 12/38 Tuberkulomen Höhlenbildungen, während nach 7-jähriger Beobachtungszeit etwa 50% der Tuberkulome eingeschmolzen waren. Die Mehrzahl der tuberkulösen Kavernen (bei Tuberkulomen) ist randständig (DANIELLO (1965), ROTHE (1960), SCHMIDT (1960), SCHLUNGBAUM (1962)), jedoch können auch bis zu einem Drittel der Fälle zentrale Kavernen vorkommen (BAUDREXL (1968), ROTHE (1960), RÜTTIMANN (1953)). Die Lage und Form der Kaverne lassen noch keine definitiven Rückschlüsse auf die Diagnose des Tuberkuloms zu.
Sichelförmige Aufhellungen kommen auch vor bei der bronchialen Form der Lungen-Aspergillose (DEVÉ (1938), FASSBÄNDER (1966), REINHARDT (1967, 1969)). Es entsteht hier das Bild der „Narrenschelle", die jedoch nach REINHARDT (1971) auch manchmal bei Karzinomen zu beobachten ist. Als differentialdiagnostisches Merkmal läßt sich beim Aspergillom, seltener bei anderen Pilzarten, ein aus Ballen von Pilzmyzel bestehender Inhaltskörper erkennen. Diese sichelförmige Aufhellung wurde lange Zeit als das für eine Echinococcuszyste typische Merkmal angesehen (MORQUIO (1949), REINHARDT (1971)). Hier sollen kleine halbkreisförmige Vorbuchtungen an der Höhleninnenwand, Cuticularreste, die Differentialdiagnose erleichtern.
Bronchogene Zysten können zentral gelegene zartwandige Höhlen zeigen (BIANCALANE (1964), MICHAEL (1971), ROGERS (1964), OSMER). Lungenabszesse haben oft dickwandige, bisweilen aber auch glatt- und dünnwandige Höhlen mit wechselndem Sekretspiegel.
In unserem Krankengut waren dickwandige und unregelmäßig begrenzte Höhlen sowohl bei den Karzinomen als auch bei den Tuberkulomen weitaus häufiger, als die dünnwandigen und glattkonturierten Höhlen. Auch die exzentrische Lage der Höhlen dominierte bei beiden Krankheitsgruppen. Unsere Erfahrungen bestätigen, wie auch schon aus den differenten Mitteilungen der Literatur ersichtlich wird, daß es kein für ein Karzinom oder Tuberkulom pathognomonisches Kavernenbild gibt.
Die folgenden Abbildungen sollen einige der beobachteten Kavernenformen demonstrieren.

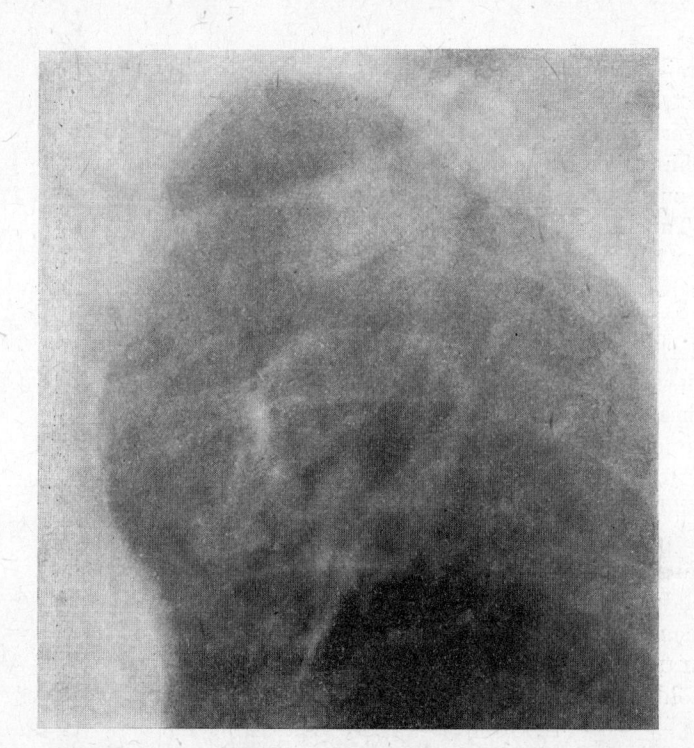

Abb. 16. Bronchialkarzinom mit unregelmäßiger dünner Kavernenwand

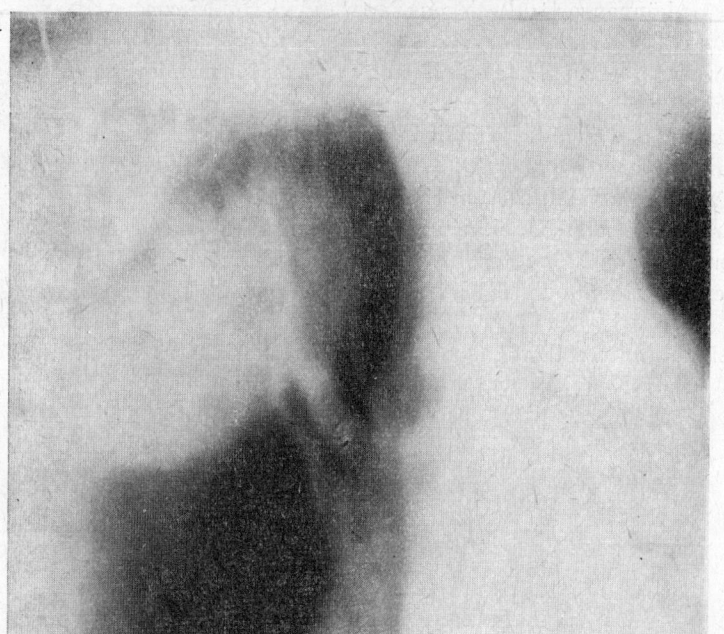

Abb. 17. Bronchialkarzinom mit kleiner zentraler dickwandiger Kaverne

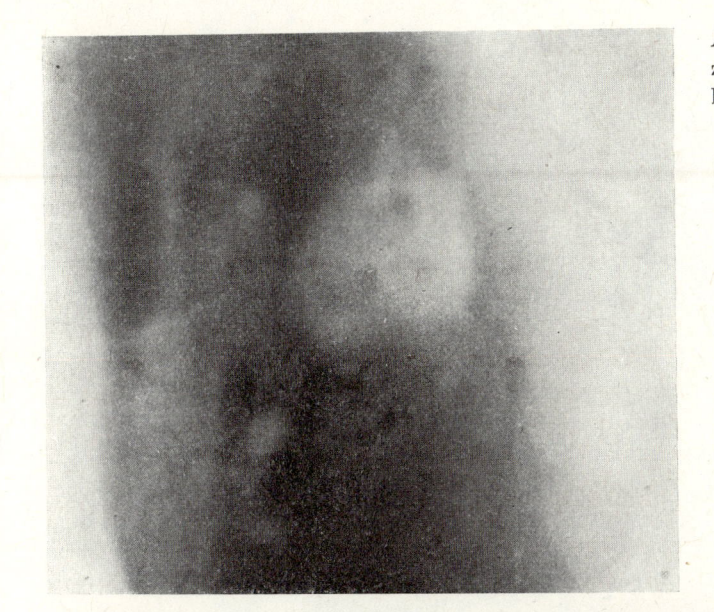

Abb. 18. Bronchialkarzinom mit 2 exzentrischen kleinen Kavernen

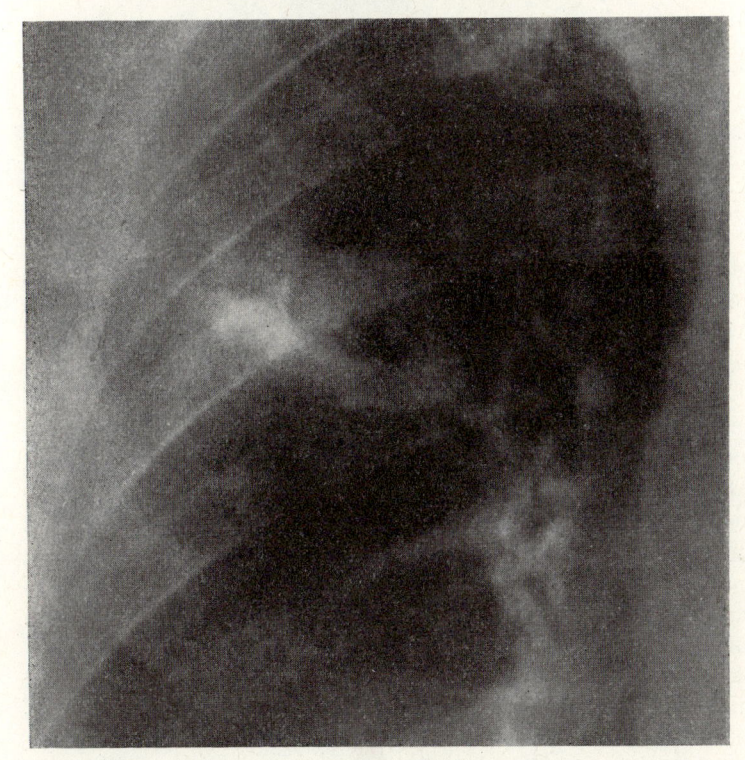

Abb. 19. Tuberkulöser Herd mit zentraler Kaverne

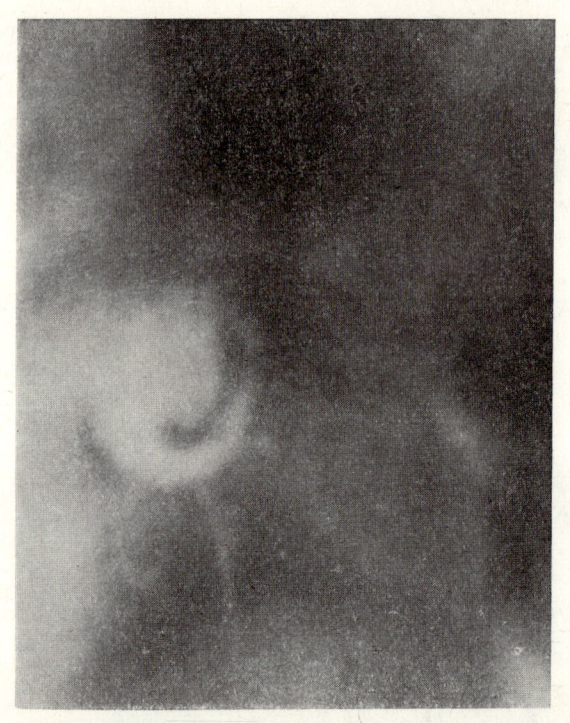

Abb. 20. Tuberkulöser Herd mit sichelförmiger Kaverne

5.10. Kalkeinlagerungen

Kalkeinlagerungen, die sich in ihrer Schattendichte besonders hervorheben, lassen sich röntgenologisch am eindeutigsten tomographisch darstellen. Sie können als feine Kalkspritzer oder als gröbere Kalkschollen, einzeln oder multipel, zentral oder peripher, vorkommen.

Im amerikanischen Schrifttum werden Verkalkungen am häufigsten bei Granulomen beobachtet, ABELES et al. (1952), DAVIS et al. (1956), FINK (1951), GOOD et al. (1953), HOOD et al. (1953), MANNS et al. (1968), PELLET und GALE (1961), STEELE (1963). Die Amerikaner verstehen unter Granulomen nicht nur die Tuberkulome, sondern auch die dort endemisch vorkommenden Histoplasmosen und Coccidiomykosen, die bei uns ausgesprochen selten sind. Bei Tuberkulomen fanden CULVER und Mitarb. (1950) so häufig Kalkeinlagerungen, daß sie nur zwischen verkalkten und nicht verkalkten Tuberkulomen unterschieden. ROTHE und Mitarb. (1960) fanden unter 900 Tuberkulomen in 25% der Fälle Verkalkungen. Das Ausmaß der Verkalkungen richtet sich nach dem Alter der Tuberkulome. Während GÜRICH (1955) und RÜBE (1967) bei relativ frischen Tuberkulomen keine Verkalkungen sahen, konnten sie wie auch MAASSEN (1960), O'KEEFE et al. (1957), PISCHNOTTE et al. (1960), ROTHE et al. (1960) und RÜTTIMANN (1953) bei älteren

Tuberkulomen relativ häufig Verkalkungen beobachten. Die Form der Verkalkungen soll gewisse Rückschlüsse auf den Charakter der Veränderungen erlauben. Lamellenartige, von einem verkalkten Zentrum konzentrisch ausgehende Kalkschichten, ein innerer und äußerer Kalkring, wie auch diffus verteilte kleine Kalkspritzer sprechen mit genügender Sicherheit für tuberkulöse Herde, besonders dann, wenn auch verkalkte Satelliten in der Umgebung vorliegen (ASKEVOLD et al. (1965), DAVIS et al. (1956), O'KEEFE et al. (1957), RADENBACH und JUNGBLUTH (1962), RÜBE (1967)).

Unter den gutartigen Tumoren verkalken besonders häufig die Hamarto-Chondrome. Der Kalk ist meist spritzerförmig unregelmäßig verteilt, jedoch lassen sich auch grobschollige Verkalkungen beobachten. Nach SCHULZE (1973) sind grobschollige puffreisartige Kalkeinschlüsse ein Merkmal der Hamartome. Das Vorkommen von im Zentrum gelegenen Knocheninseln soll nach HASCHE und HAENSELT (1960) ein typisches Kriterium sein. Kalkeinlagerungen bei Hamarto-Chondromen werden mit einer Häufigkeit von 4—33% angegeben (BLAIR et al. (1963), BATESON et al. (1960, 1965), HICKY et al. (1925), MADANI et al. (1970), METYS et al. (1964, 1967), KUOTRAS et al. (1971), ROTTE (1969), STEELE (1963), ZENTNER (1966)). Fibrome der Lunge können gröbere Kalkschollen zeigen (ARRIGONI et al. (1970), RÜBE (1967), SCHLUNGBAUM (1962, 1973)). Auch bei den übrigen

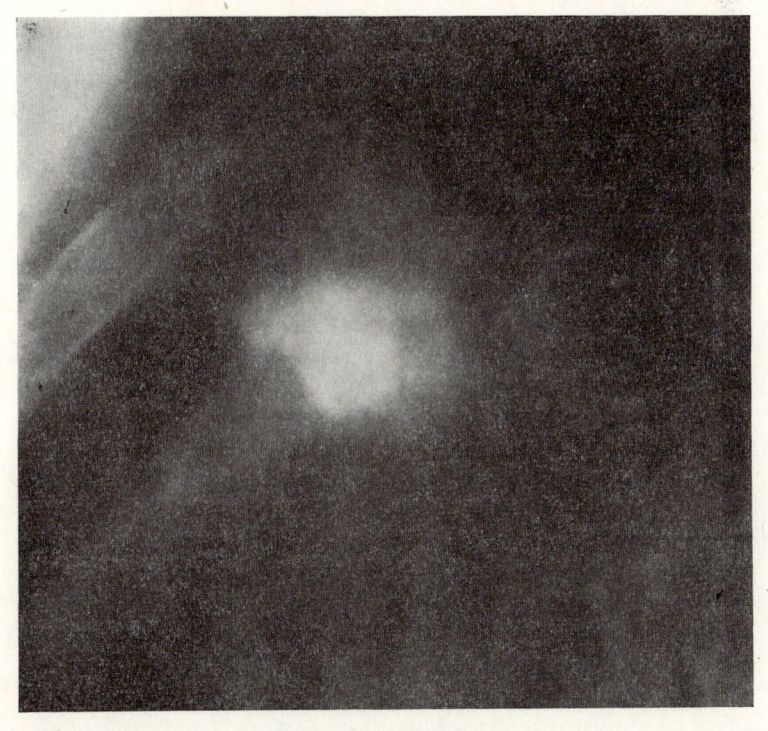

Abb. 21. Karzinom mit grobscholliger Verkalkung

benignen Tumoren können vereinzelt Kalkeinlagerungen in untypischen Speichermustern vorkommen. Nach LILLINGTON (1974) sind verkalkte Herde grundsätzlich als benigne anzusehen und nicht zu thorakotomieren.

Kalkeinlagerungen in karzinomatösen Herden sind selten, aber nicht ungewöhnlich. So fanden zahlreiche Autoren (BAUDREXL et al. (1968), DAVIS et al. (1956), GEISSLER und HAAN (1964), HARTMANN und TRUX (1967), BURDETTE et al. (1965), IRMER und MOHR (1959), LONDON et al. (1954), O'KEEFE et al. (1957), TAYLOR et al. (1956), TUTTLE et al. (1955)) in peripheren Bronchialkarzinomen Kalkeinlagerungen. Die Häufigkeitsangaben differieren zwischen 0—13,9%. Meist zeigen sich feinfleckige Kalkspritzer, die unregelmäßig und asymmetrisch verteilt sind und vorwiegend peripher, selten zentral lokalisiert sind. Grobe Kalkschollen kommen nur sehr selten vor. Besonders Narbenkarzinome und langsam wachsende Adenokarzinome neigen zur Verkalkung. Größe und Lokalisation der Kalkeinlagerungen lassen keine differentialdiagnostischen Aussagen zu. Im eigenen Material sahen wir Verkalkungen bei 0,2% der Karzinome, bei 16% der benignen Tumoren und bei 13% der tuberkulösen Herde. Aus den eigenen Befunden und aus den Literaturangaben läßt sich schließen, daß das Vorkommen von Kalk im Herd ein Karzinom zwar nicht ausschließt, aber doch mit größerer Wahrscheinlichkeit auf einen gutartigen Prozeß hinweist und in der Gesamtsymptomatik ein mit zu berücksichtigendes Merkmal ist.

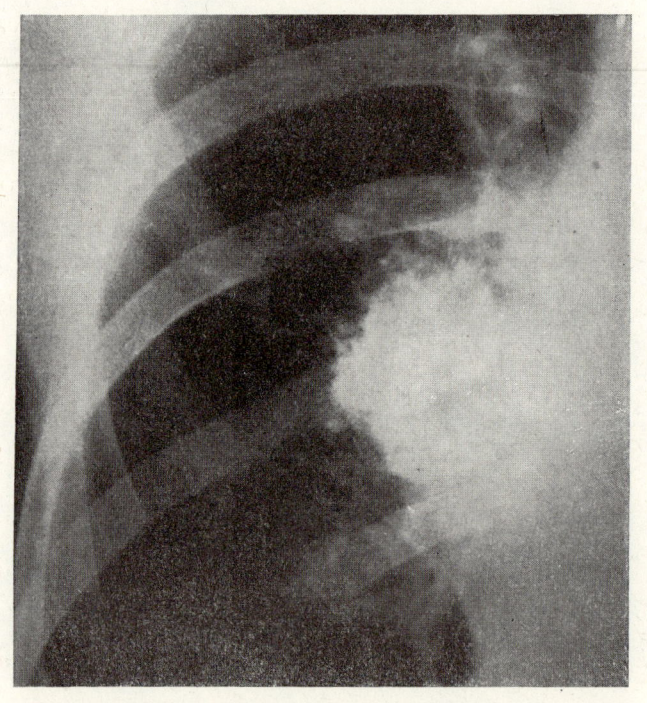

Abb. 22. Chondrom mit grobscholligen Verkalkungen

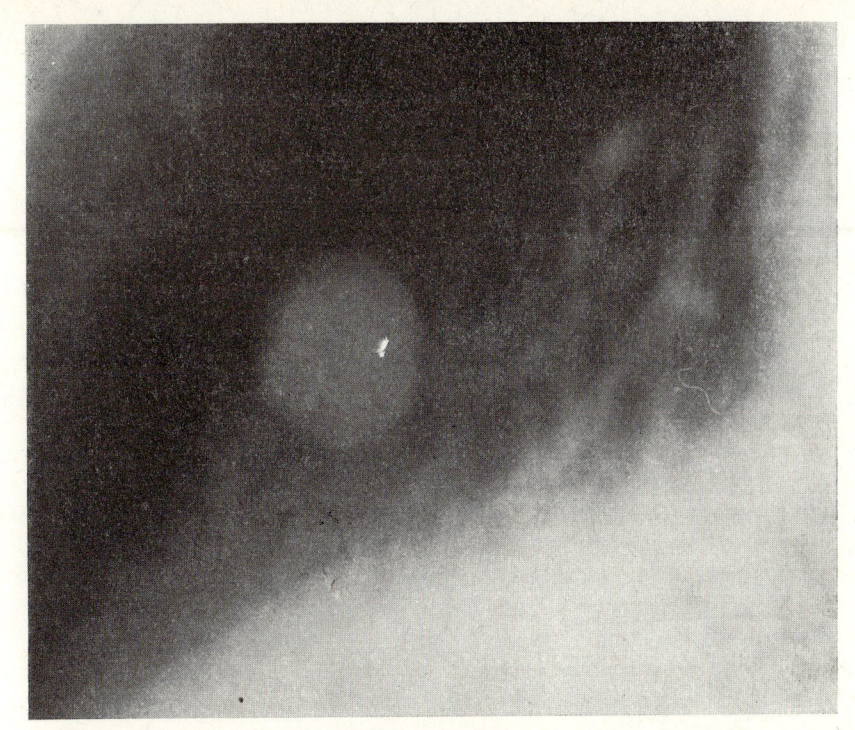

Abb. 23. Chondrom mit feinen Kalkspritzerchen

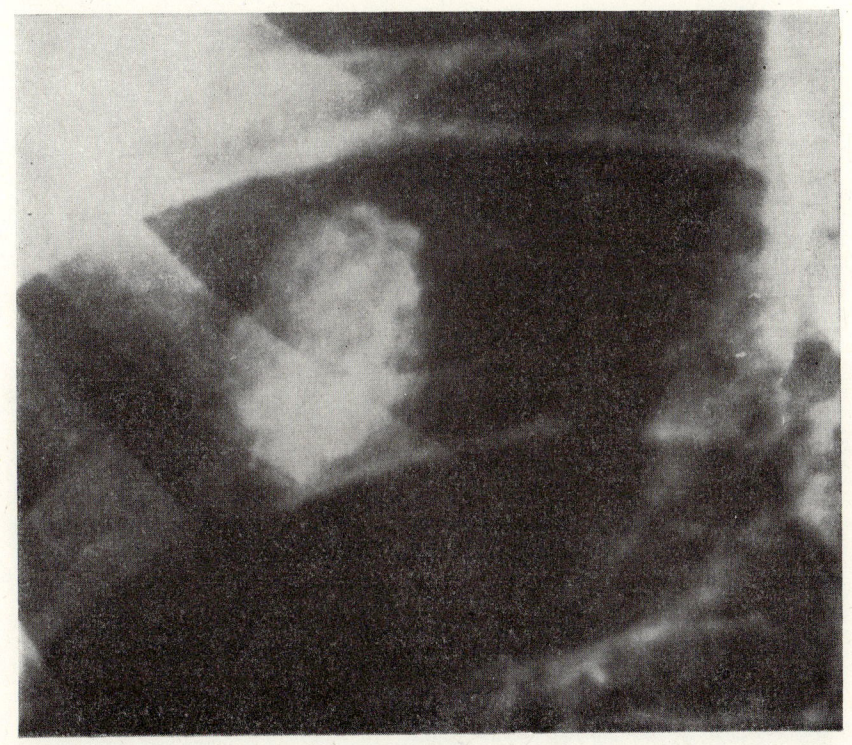

Abb. 24. Tuberkulöser Herd mit Kalkschollen

5.11. Zusätzliche röntgenologische Kriterien

5.11.1. Umgebungsreaktion

Hierunter sind zusätzliche Veränderungen in der unmittelbaren Umgebung des peripheren Herdes zu verstehen. Hierzu gehören die Trabanten oder Satellitenherde, die meist etwa stecknadelkopfgroß sind und vorwiegend in der Umgebung tuberkulöser Herde vorkommen. So fand BAUDREXL (1968) solche Trabantenherde bei fast 50% der Tuberkulome und bei etwa 5% der Karzinome. BLEYER und MARKS (1957) sahen Satelliten bei 4,8% der Tuberkulome, STEELE (1963) bei 8,2% der Tuberkulome und bei 1% der Karzinome. DAVIS und Mitarb. (1956) sowie SCHLUNGBAUM (1962) halten das Vorkommen von Satelliten für einen wichtigen Hinweis auf ein tuberkulöses Geschehen. Im eigenen Material kamen Streuherdchen in etwa 21% der tuberkulösen Herde und in 1% der peripheren Bronchialkarzinome vor. Diese Veränderungen können zwar das Vorliegen eines Bronchialkarzinoms, insbesondere eines Narbenkarzinoms nicht ausschließen, jedoch weisen sie mit größerer Wahrscheinlichkeit auf das Vorliegen eines spezifischen Geschehens hin.

Wir haben auch das Vorliegen geringerer peritumoröser entzündlicher Veränderungen, die die Abgrenzung des Primärherdes nicht behindern, und die nur

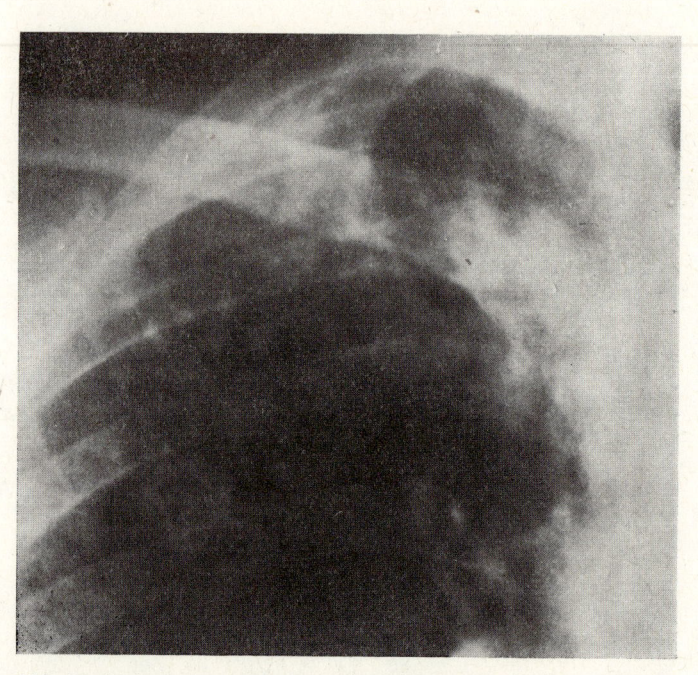

Abb. 25. Tuberkulöser Herd mit Satelliten

gering ausgeprägt sind, ebenfalls zu den Umgebungsreaktionen gezählt. In etwa 6% der Karzinome konnten geringe, feinfleckige Veränderungen in der Umgebung beobachtet werden, die bei den anderen Krankheitsgruppen nicht erkennbar waren.

5.11.2. Lymphknotenvergrößerungen

Das Vorkommen von vergrößerten Lymphknoten bei peripheren Lungenrundherden ist nach SCHLUNGBAUM (1962) sowie nach TALA und VIRKKULA (1960) immer sehr verdächtig und hinweisend auf einen malignen Tumor. Die lymphogene Metastasierung erfolgt der Reihenfolge nach in die bronchopulmonalen Lymphknoten, dann in die tracheobronchialen und bifurkalen Lymphknoten und weiter in die paratrachealen, paraaortalen und mediastinalen Lymphknoten. Die Größe der Metastasen und ihre Zahl ist nicht abhängig von der Primärtumorgröße. Ein kleines peripheres Bronchialkarzinom kann auch zu großen und multiplen Lymph-

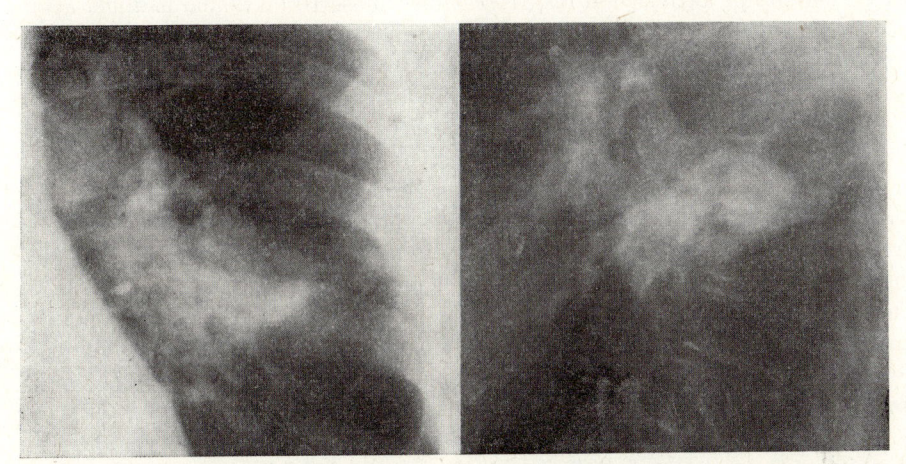

Abb. 26. Peripheres Bronchialkarzinom mit hilären Lymphknotenvergrößerungen pa. und seitliche Aufnahme

knotenmetastasen führen. Ein charakteristisches Bild für metastatische Lymphknotentumoren gibt es nach HIRSCH (1959) nicht. Auch andere Lungenerkrankungen, insbesondere Tuberkulosen, chronische Pneumonien und bestimmte Infektionskrankheiten wie Morbus Bang können mit Lymphknotenvergrößerungen entzündlicher Ätiologie einhergehen. Die entzündlichen Lymphknotenvergrößerungen lassen sich röntgenologisch nicht von metastatischen Lymphknotenvergrößerungen abgrenzen.

Mediastinale Lymphknotenmetastasen beim peripheren Bronchialkarzinom werden nach mediastinoskopischen Untersuchungen mit einer Häufigkeit von 25—30% angegeben (SPECHT (1968), MAASSEN und GRESCHUCHNA (1971), RINK und KNOCHE (1970)).

Im eigenen Material wurden bei 22% der Bronchialkarzinome, bei etwa 5% der tuberkulösen Herde, und bei keinem der gutartigen Tumoren vergrößerte hiläre oder mediastinale Lymphknoten beobachtet.
Bei Vorliegen von Lymphknotenvergrößerungen läßt sich mit großer Wahrscheinlichkeit auf ein Karzinom schließen, allerdings muß auch ein granulomatöser Prozeß in die differentialdiagnostischen Erwägungen mit einbezogen werden.

5.11.3. Tuberkulöse Veränderungen und Bronchialkarzinom

Auf die Koinzidenz von Bronchialkarzinom und Lungentuberkulose ist in zahlreichen Arbeiten hingewiesen worden (GROSSE (1957), KURPAT et al. (1969), REIF (1967, 1968), SIMECEK (1967), WOODRUFF et al. (1952)). Die Ansichten über die ätiologische Bedeutung der spezifischen Entzündung für die Entstehung des Karzinoms gehen noch auseinander. So soll nach ENDREI (1963) das Bronchialkarzinom bei Patienten mit aktiver und inaktiver Tuberkulose 10 bis 20mal häufiger als in der übrigen Bevölkerung sein. Die prozentuale Koinzidenz der Lungentuberkulose mit dem Bronchialkarzinom wird mit 0,5—3,0% angegeben, die Koinzidenz des Bronchialkarzinoms mit der Lungentuberkulose mit 5—15% angegeben (BÖHLKE 1966). Die chronische Lungentuberkulose soll praedisponierend sein für die Entstehung eines Karzinoms (K. H. BAUER (1965), LÜDERS et al. (1954)). So waren bei LÜDERS und THEMEL (1955) 5% aller Bronchialkarzinome auf dem Boden tuberkulöser Narben entstanden, nach GROSSE (1957) sogar bis zu 30% der Lungenkrebse. Bereits RÖSSLE wies 1939 die Entstehung eines Karzinoms auf dem Boden tuberkulöser Narben nach. Es scheint einen genetischen Zusammenhang zwischen Tuberkulose und Karzinom zu geben in dem Sinne, daß die Lungennarben einen unter mehreren synkarzinogenetischen Faktoren darstellt, wobei die endogene Disposition und das Alter neben den exogenen Noxen eine Rolle spielen. Die spezifische Narbe stellt einen locus minoris resistentiae für exogene Krebsnoxen dar (LÜDERS und THEMEL 1954). Die Besonderheiten des Narbengewebes, vor allem der chronische Reizzustand des darin enthaltenen Epithels, die ungenügende Sauerstoffversorgung durch mangelhafte Vaskularisation, die dichte Rußpigmentablagerung und schließlich die sehr häufig beobachteten Cholesteringranulome bilden einen „lokalisatorischen Realisationsfaktor" für die Krebsentstehung.
Verkalkungen können als krebsauslösende Fremdkörper wirken. Die Möglichkeit der Entstehung von Lungenkrebsen aus Narben gilt vielfach als gesichert. In den Lungenspitzen jedoch, wo tuberkulöse Narben am häufigsten sind, werden nur selten Krebse gefunden (WILKESMANN und BLAHA 1974). Eine weitere Möglichkeit ergibt sich in der Entstehung eines Karzinoms innerhalb einer tuberkulösen Kaverne. Es handelt sich um ein pfropfenförmiges Gebilde, das sich durch einen Bronchus vorschiebt, in die Kavernenwand eindringt und dort in das Kavernenlumen hineinwächst (REIF 1967). Das Kavernenkarzinom ist jedoch sehr selten.
Die Schwierigkeiten bestehen darin, daß der positive Nachweis von Tuberkulosebakterien das Vorhandensein eines Krebses nicht ausschließt, andererseits auch

der Nachweis eines Karzinoms nicht das Vorhandensein einer Tuberkulose ausschließt.

Wegen dieser hier nur andeutungsweise erwähnten Zusammenhänge zwischen Tuberkulose und Karzinom wurde das Vorliegen alter oder frischer spezifischer Veränderungen bei der Auswertung der Fälle mit berücksichtigt. Häufiger als bei den Karzinomen ist naturgemäß die Koinzidenz von Tuberkulom und anderen tuberkulösen Veränderungen der Lunge. Dennoch ist jeder, im Bereich oder am

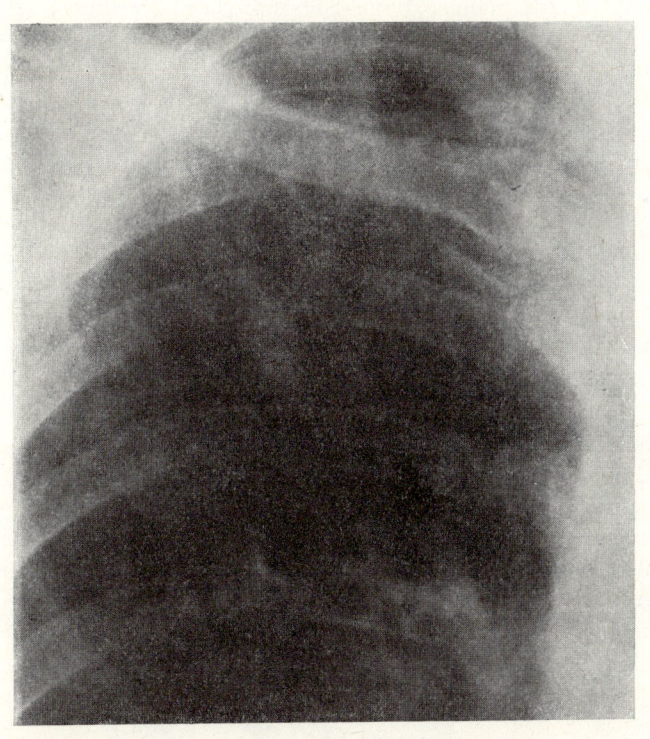

Abb. 27. Kleines peripheres Bronchialkarzinom mit rechten Oberlappen mit alten tuberkulösen Veränderungen

Rande eines älteren spezifischen Prozesses plötzlich auftretender Rundherd, besonders bei älteren Personen, als krebsverdächtig anzusehen. Nicht alle diese Karzinome sind jedoch als echte Narbenkarzinome zu betrachten.

Im eigenen Material wurden alte spezifische Veränderungen beobachtet bei 39% der peripheren Bronchialkarzinome und bei 68% der tuberkulösen Herde. Auf Grund des pathologisch-anatomischen Substrates kann jedoch nur ein Bruchteil dieser Karzinome als echte Narbenkarzinome angesehen werden. Ein Kavernenkarzinom konnte im eigenen Krankengut nicht gefunden werden.

5.12. Zusätzliche klinische Merkmale

Bei der Hinzuziehung weiterer nicht-röntgenologischer Merkmale haben wir uns nur auf die, jedem Röntgenologen zugänglichen Daten, wie Alter, Geschlecht und das Vorhandensein oder Fehlen klinischer Symptome beschränkt.

5.12.1. Das Alter des Patienten

Bis zum vierzigsten Lebensjahr überwiegen nach den meisten Autoren die gutartigen pulmonalen Herdbildungen. So sind 50—86% der Tuberkulome (DAVIS et al. (1956), RÜBE (1967), RÜTTIMANN (1953), STEELE (1965) u. a.) und 50—60% der benignen Tumoren (BARTLEY (1965), MADANY et al. (1970), LICHTEMAUER et al. (1969)) bei Patienten bis zum vierzigsten Lebensjahr aufgetreten.

Die karzinomatösen Herde bevorzugen dagegen höhere Altersgruppen. So sind 70—95% der Karzinompatienten älter als 40 Jahre (BATESON (1965), JONES und CLEVE (1954), KEMMERER (1973), STEELE (1963), TUTTLE et al. (1955), VANCE et al. (1959) u. a.). Die Alterskurve steigt zwischen dem 40. und 50. Lebensjahr steil an, der Gipfel liegt zwischen dem 55. und dem 65. Lebensjahr, um dann wieder langsam abzufallen. Diese Zahlen wechseln in den einzelnen Kliniken entsprechend ihrer Spezialisierung in bestimmten Grenzen. So waren im Krankengut der Robert-Rössle-Klinik, einer onkologischen Spezialklinik, etwa 97% der Karzinompatienten, 56% der Patienten mit benignen Tumoren und 46% der Patienten mit tuberkulösen Herden über 50 Jahre alt. In einer pulmonologischen Klinik ist besonders bei den Patienten mit benignen Tumoren und tuberkulösen Herden eine stärkere Beteiligung der jüngeren Altersgruppen zu erwarten. Die unterschiedliche Verteilung der 3 Krankheitsgruppen auf die verschiedenen Altersklassen machen das Alter des Patienten zu einem differentialdiagnostischen Merkmal, das die Röntgendiagnose in unterstützender Weise beeinflussen kann.

Die folgende Abbildung soll die Altersverteilung in unserem Krankengut veranschaulichen.

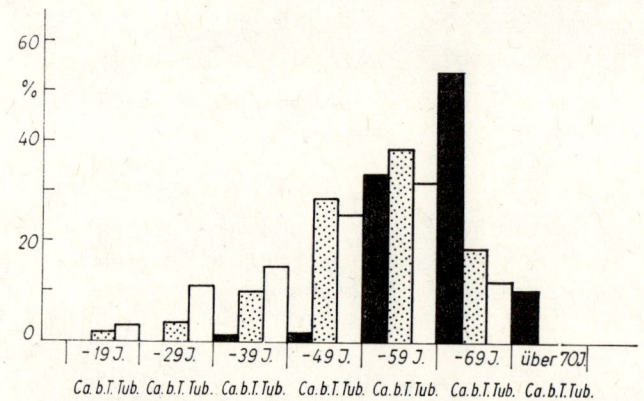

Abb. 28. Altersverteilung der Patienten mit peripheren pulmonalen Herden in der Robert-Rössle-Klinik

5.12.2. Das Geschlecht

Während bei den Tuberkulomen (BLEYER et al. (1957), DE SOUSA (1956), RÜTTIMANN (1953)) und bei den gutartigen Tumoren (KUOTRAS et al. (1971), MADANI et al. (1971), LICHTENAUER et al. (1969), THOMAS (1954), ROTHE (1969)) eine annähernd gleichmäßige Beteiligung des männlichen und weiblichen Geschlechts mit leichtem Überwiegen der männlichen Patienten beobachtet worden ist, überwiegen beim Karzinom die männlichen Patienten mit 70—95% ganz eindeutig (BATESON (1965), BAUDREXL et al. (1968), DAVIS et al. (1956), PELLET und GALE (1961), TALA und VIRKKULA (1960), TEGTMEIER (1965)).
Im Krankengut der Robert-Rössle-Klinik waren 83,8% der Karzinompatienten männlich, ebenso 60% der Patienten mit benignen Lungentumoren und 76% der Patienten mit tuberkulösen Herden. Für die Differentialdiagnostik kann dieses Merkmal nur in Kombination mit anderen Merkmalen von Nutzen sein.

5.12.3. Klinische Symptomatik

Der Wert einzelner klinischer Symptome wurde nicht näher analysiert, da der differentialdiagnostische Wert solcher Einzelsymptome wie Schmerzen, Husten und Auswurf, Atemnot und auch Hämoptoen wegen ihrer geringen Spezifität sehr umstritten ist. Das Auftreten dieser Symptome ist aber abhängig von Sitz und Größe des Herdes sowie von seinen Beziehungen zu den Nachbarorganen. Es wurde deshalb in den Untersuchungen nur das Vorliegen oder das Fehlen von Symptomen berücksichtigt.
Nach Literaturangaben sind bei der Erfassung 40—85% der Patienten mit tuberkulösen Herden, sowie 60—100% der Patienten mit gutartigen Tumoren symptomlos. Unter den durch die RRU entdeckten peripheren Bronchialkarzinome waren 20—50% der Fälle ohne klinische Symptome.
Im Krankengut der Robert-Rössle-Klinik waren 58% der Fälle mit peripheren Bronchialkarzinomen, 74% der Patienten mit benignen Lungentumoren und 81% der Fälle mit tuberkulösen Herden klinisch symptomlos. Dieses kann zwar den Verdacht nahelegen, daß ein peripherer pulmonaler Herd mit klinischen Symptomen am ehesten verdächtig auf ein peripheres Bronchialkarzinom ist, jedoch sind damit die weiteren differentialdiagnostischen Möglichkeiten nicht ausgeschlossen.
Nach der ausführlichen Beschreibung der einzelnen Röntgensymptome und ihres informativen Wertes sollen noch einmal die auf eine Diagnosegruppe hinweisenden Symptome zusammengefaßt werden.

5.13. Zusammenfassung der Röntgensymptome

5.13.1. Symptomatik — Bronchialkarzinom

Auf die Karzinomdiagnose hinweisende Röntgensymptome stellen nach Literaturangaben und eigenen Beobachtungen eine Herdgröße über 3—4 cm Durchmesser sowie eine in einem bestimmten Zeitraum nachweisbare Wachstumstendenz des Herdes dar. Asymmetrische und unregelmäßige Herdformen sind bei Karzinomen weitaus häufiger als bei den benignen Tumoren und tuberkulösen Herden. Die Randkonturen sind in der Mehrzahl der Karzinome unscharf und unregelmäßig begrenzt, es finden sich häufig streifige Ausläufer oder sog. Pleurafinger, bisweilen auch Stechapfelformen. Auch das RIGLERsche Zeichen findet sich vorzugsweise bei den Karzinomen. Die Struktur der Karzinome ist häufig inhomogen, sie können dicht, aber auch relativ flau im Röntgenbild erscheinen. Einschmelzungen können in 10—20% der Karzinome auftreten, Tumorkavernen sind vorzugsweise dickwandig und von unregelmäßiger Innenkontur, jedoch sind beim Karzinom auch andere Kavernenformen möglich. Kalkeinlagerungen kommen beim Karzinom selten vor.

Die Karzinomverdachtsdiagnose kann weiter erhärtet werden durch den Nachweis von Lymphknotenvergrößerungen sowie von Pleurainfiltration mit möglicher Rippendestruktion. Der Verdacht kann weiter gestützt werden durch das Alter über dem 50. Lebensjahr und die Disposition des männlichen Geschlechts. Erst das Zusammentreffen mehrerer dieser Merkmale kann zur Karzinomverdachtsdiagnose führen.

5.13.2. Symptomatik — benigner Tumor

Die in der Gruppe der benignen Tumoren zusammengefaßten Befunde unterschiedlicher Ätiologie und Histologie lassen eine Reihe gemeinsamer Merkmale erkennen. Sie sind häufiger als die Karzinome kleiner als 3 cm Durchmesser. Auch nach jahrelangen Beobachtungsintervallen zeigen sie keine oder nur geringe Wachstumstendenz. Die gutartigen Tumoren sind in der Regel scharf und gleichmäßig konturiert und von relativ dichter homogener Struktur. In dieser Krankheitsgruppe lassen sich keine Höhlenbildungen bzw. Einschmelzungen, keine Nabelzeichen und keine Lymphknotenvergrößerungen nachweisen. Das Vorliegen der letztgenannten Symptome hat für die Gruppe der gutartigen Tumoren einen Ausschlußcharakter. Relativ häufig findet man bei den benignen Tumoren Kalkeinlagerungen. Die niederen Altersgruppen werden von den gutartigen Tumoren bevorzugt.

Diese wenigen genannten Merkmale sind in dieser Diagnosegruppe so ausgeprägt, daß sie eine relativ zuverlässige Abgrenzung von den Karzinomen, und etwas weniger sicher auch von den tuberkulösen Herden, erlauben.

5.13.3. Symptomatik — tuberkulöse Herde

Die Mehrzahl der tuberkulösen Herde ist kleiner als 3 cm Durchmesser. Ebenso wie bei den benignen Tumoren läßt sich in der Mehrzahl der Fälle auch in größeren Intervallen kein, oder ein nur sehr langsames Wachstum erkennen. Sie treten häufiger bei jüngeren als bei älteren Patienten auf. Die Form der tuberkulösen Herde ist überwiegend rund oder oval. Bei älteren Herden sind die Randkonturen scharf und regelmäßig, bei frischeren Herden unscharf und unregelmäßig. Sie können von relativ dichter, aber auch von flauer inhomogener Struktur sein. Das RIGLERsche Zeichen ist auch bei tuberkulösen Herden beobachtet worden, aber wesentlich seltener als bei den Karzinomen. Kavernenbildungen sind bei den tuberkulösen Herden häufiger als bei den Karzinomen. Die Form und Lage der Kaverne erlauben nur indifferente differentialdiagnostische Aussagen. Kalkeinlagerungen sind häufig bei den tuberkulösen Herden zu finden und gelten als ein Hinweis auf die Benignität des Befundes. Das für das Tuberkulom typische Bild von zwiebelschalenförmigen Verkalkungen findet sich jedoch nur selten, so daß in der Regel auf Grund der Form bzw. des Verkalkungsmusters keine Differenzierung zwischen tuberkulösem Herd und benignem Lungentumor möglich ist.

Wichtige Hinweise auf die tuberkulöse Genese des peripheren Herdschattens erlauben Satellitenherde in der Umgebung des Befundes. Die tuberkulösen Herde zeigen oft keine ausgeprägte spezifische Symptomatik, ihre Abgrenzung gegenüber den benignen Tumoren ist problematischer als gegenüber den Karzinomen.

Die folgende Abbildung zeigt eine schematisierte Synopsis der differentialdiagnostischen Merkmale. Ausführliche Untersuchungen über die Symptom-

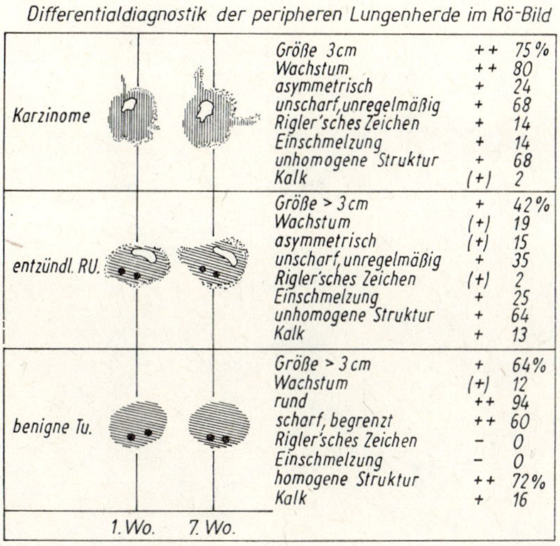

Differentialdiagnostik der peripheren Lungenherde im Rö-Bild

Karzinome	Größe 3 cm	++	75%
	Wachstum	++	80
	asymmetrisch	+	24
	unscharf, unregelmäßig	+	68
	Rigler'sches Zeichen	+	14
	Einschmelzung	+	14
	unhomogene Struktur	+	68
	Kalk	(+)	2
entzündl. RU.	Größe > 3 cm	+	42%
	Wachstum	(+)	19
	asymmetrisch	(+)	15
	unscharf, unregelmäßig	+	35
	Rigler'sches Zeichen	(+)	2
	Einschmelzung	+	25
	unhomogene Struktur	+	64
	Kalk	+	13
benigne Tu.	Größe > 3 cm	+	64%
	Wachstum	(+)	12
	rund	++	94
	scharf, begrenzt	++	60
	Rigler'sches Zeichen	−	0
	Einschmelzung	−	0
	homogene Struktur	++	72%
	Kalk	+	16

1. Wo.   7. Wo.

Abb. 29. Synopsis der differentialdiagnostischen Röntgensymptome

Häufigkeitsverteilungen führten KUNIN und Mitarb. beim zentralen Bronchialkarzinom (1967) und beim peripheren Bronchialkarzinom (1971) durch. Der diagnostische Wert eines Symptoms erwies sich um so höher, je größer der Unterschied der Häufigkeiten in den einzelnen Krankheitsgruppen war, jedoch können auch einzelne Symptome mit geringen Differenzen in Verbindung mit anderen Symptomen wichtig für die Diagnose werden. KUNIN et al. stellten mit Hilfe einer korrelativen Analyse fest, daß für das periphere Bronchialkarzinom folgende Merkmale für die Diagnose aussagekräftig sind: Größe, Schattenintensität, Struktur, Randkonturen, Verkalkungen, Einschmelzungen und Hilusverbreiterungen. Sie betonen, daß der wirkliche Wert der Symptome und ihre Fähigkeit zur Charakterisierung der einzelnen Krankheiten erst durch die mathematische Analyse möglich wird. Diese Angaben sind Voraussetzung für eine weitere computerunterstützte Diagnostik, sie können aber auch in der täglichen röntgenologischen Praxis durch ihre objektive Gewichtung die Diagnosefindung wirkungsvoll unterstützen.

Am ehesten mit dem eigenen, hier beschriebenem Symptommuster vergleichbar ist die Häufigkeitstabelle von TEMPLETON et al. (1967), die im wesentlichen die gleichen Symptome verwandten. Die Häufigkeitsverteilungen der Röntgensymptome stimmten im wesentlichen mit der hier angegebenen Tabelle überein. Die von anderen Autoren mitgeteilten Symptomhäufigkeiten sind, da sie nicht für eine EDV-unterstützte Diagnostik vorgesehen waren, nicht so ausführlich und detailliert, so daß sie nicht mit der eigenen Symptommatrix verglichen werden können.

Andere mathematische Verfahren, die sich mit der Bestimmung der Wertigkeiten von Symptomen und Symptomkorrelationen beschäftigen, wie z. B. die Faktorenanalyse (ÜBERLA (1967), NOVAK et al. (1969)) sind bei den peripheren pulmonalen Prozessen bisher nicht angewandt worden.

6. Zur Treffsicherheit der ärztlichen Diagnose beim Bronchialkarzinom

Vor einer Anwendung der EDV-unterstützten Röntgendiagnostik erscheint es notwendig, zunächst den gegenwärtigen Stand der ärztlichen empirischen Treffsicherheit zu bestimmen.
In einer Reihe von Arbeiten wird auf die Treffsicherheit der klinischen Diagnose beim Bronchialkarzinom im Vergleich zur Sektionsdiagnose eingegangen. In der Mehrzahl der Fälle muß der klinischen Diagnose auch eine Röntgenthoraxaufnahme zugrunde gelegen haben, wenngleich hierzu bei den meisten Autoren präzise Angaben fehlen. So berichteten ZÖMISCH (1966) bzw. HAUPT und ZÖMISCH (1967) über 39,8% negativer Fehldiagnosen, bei denen klinisch das bei der Sektion gefundene Bronchialkarzinom nicht erkannt worden war. Diese Angaben werden auf den Zeitraum von 1925–1939 bezogen, während in der Zeit von 1949–1963 die Quote der Fehldiagnosen auf 31,1% zurückging. Häufig falsch diagnostiziert wurden hierbei Prozesse in den Oberlappen, Bronchialkarzinome bei Frauen, Auftreten der Erkrankung in der Altersgruppe zwischen 50 und 70 Jahren, gleichzeitig bestehende Tuberkulosen, kleinzellige undifferenzierte Karzinome sowie Herzinsuffizienz mit Stauungszeichen. Positive Fehldiagnosen, d. h. klinisch Karzinom, bei der Sektion kein Karzinom, sahen die Autoren vor 1939 in etwa 51,9% der Fälle, und in der Zeit nach 1949 in 15,2% der Fälle.
Im Sektionsgut von BANDL und KREPLER (1971) waren 49,5% der Lungenkarzinome nicht richtig erkannt worden; in der Sektionsstatistik von W. LACHMANN et al. (1971) waren 16,9% der Bronchialkarzinome und 9,4% der anderen pulmonalen Erkrankungen klinisch falsch diagnostiziert.
Besondere Schwierigkeiten bestanden bei der differentialdiagnostischen Abgrenzung der Karzinome von tuberkulösen und entzündlichen Herdbildungen (KEYL (1966), REIF (1968), ZÖMISCH (1966)).
Über korrekte klinische Diagnosen des Bronchialkarzinoms im komplexen Untersuchungsgang inklusive Röntgenaufnahmen und Endoskopie differieren die Angaben zwischen 50 und 95% (FISCHER (1949), FINGERLAND et al. (1964), RIGDON (1961), KEYL (1966), FRITZSCHE (1960), BOYD et al. (1954), GIBBON et al. (1953)).
Bei der Mehrzahl dieser Autoren fehlen jedoch präzise Angaben über den Anteil der peripheren Bronchialkarzinome im Gesamtkrankengut. Es wird hier jedoch betont, daß die Treffsicherheit bei den zentralen Bronchialkarzinomen höher ist, als bei den peripheren Karzinomen. Als allgemeine durchschnittliche diagnostische Fehlerquote in der ambulanten und stationären Praxis, allerdings nicht spezifisch

auf das Bronchialkarzinom bezogen, werden 20—30% Fehldiagnosen angegeben (KOLLER (1969), PIRTKIEN (1968)).
Die Quote der ausschließlich röntgenologischen Fehldiagnosen beim Bronchialkarzinom wird mit 5,6% (JENNY-STANGL 1965) bis zu 22,6% (KLUGE 1959) angegeben.
Nach den Untersuchungen von GARLAND (1952, 1959) kommt es in nur 9 von 100 Fällen zu einer Fehlbeurteilung, wenn Experten Röntgenaufnahmen des Thorax beurteilen. Diese 91% zutreffenden Diagnosen stellen ein optimales Ergebnis dar. Es sind dagegen nach GARLAND (1959) 25—32% falsch-negativer Auswertungen des Thoraxbildes zu erwarten, d. h. es werden Befunde übersehen, wenn nicht erfahrene Fachärzte bzw. Ärzte mäßiger Ausbildung die Röntgenbilder auswerten. Falsch positive Beurteilungen, d. h. daß ein Normalbefund als pathologisch angesehen wurde, kam mit rund 2% wesentlich seltener vor. GARLAND stellte weiter fest, daß bei einmaliger Beurteilung des Röntgenbildes in ca. 70% der Fälle die richtige Diagnose gestellt wurde, bei nochmaliger Beurteilung sich diese Quote auf 80% erhöhte. Zu ähnlichen Ergebnissen kamen auch BIRKALO et al. (1947), YERUSHALMY (1947, 1950), GROWTH-PETERSEN et al. (1952) u. a. YERUSHALMY legte ca. 1 800 Schirmbildaufnahmen, unter denen sich 30 Fälle mit geklärten positiven Befunden befanden, 6 erfahrenen Radiologen zur Beurteilung vor. Keiner von ihnen fand alle 30 positiven Befunde heraus. Im Mittel übersah jeder Arzt 32,2% der positiven Fälle und erklärte 1,7% der negativen Befunde fälschlicherweise für positiv. Bei 2 Beurteilern wurden übereinstimmend 43% der positiven Befunde richtig erkannt, während nur 0,1% der negativen Befunde als falsch positiv eingeordnet wurden. LILIENFELD und KORDAN (1966) stellten anhand von Schirmbildern fest, daß die positiven Befunde eines Radiologen bei einem Vergleich von einem zweiten Radiologen nur in 50—60% als positiv angesehen werden, während bei den negativen Befunden beide Radiologen in 90—95% übereinstimmten. Ähnliche Übereinstimmungen kamen auch dann zustande, wenn ein Radiologe zweimal die Bildserie beurteilte.
In einer Untersuchung über die Treffsicherheit bei der Auswertung von 70 × 70 mm Schirmbildern konnten ANGERSTEIN et al. (1975) eine Treffsicherheit von 84% (Mittelwert von 77 Auswertern) feststellen. Bei 8 Auswertern, die nicht routinemäßig mit der Schirmbildauswertung zu tun hatten, betrug die Treffsicherheit nur 65%. Rund 10% der negativen Befunde wurden als positiv eingestuft, die falsch positiven Befunde streuten zwischen 0—50%. Die Befundausbeute stieg bei Doppelauswertung nur bei einer Kombination zweier weniger guter Auswerter nennenswert an. Bei späterer Wiederholung der Auswertung durch den gleichen Arzt wurden im wesentlichen die ersten Ergebnisse bestätigt. EDWARDS und Mitarbeiter (1962) legten die Thoraxaufnahmen von 52 durch Thorakotomie bestätigten Rundherden der Lunge je 5 Radiologen, Chirurgen und Internisten zur Beurteilung vor. Bei den entzündlichen Herden wurde von 88% der Betrachter (95% der Radiologen, 82% der Chirurgen und 88% der Internisten) die richtige Diagnose gestellt. Bei den malignen Rundherden stellten 70% der Ärzte die zutreffende Diagnose (75% der Radiologen, 71% Chirurgen und 65% der Inter-

nisten), während die benignen Tumoren weitaus am häufigsten falsch diagnostiziert worden waren und hier nur 3 von 75 möglichen Diagnosen zutrafen. Im Material von TALA und VIRKKULA (1960) waren nur 35/117 malignen Rundherden der Lunge = 29,9% als maligne Rundherde zutreffend diagnostiziert worden. Von PELLET und GALE (1961) waren mehr als ein Drittel der peripheren malignen Tumoren als benigne Herde eingeordnet worden.

Schwerwiegende Irrtümer können bei der röntgenologischen Beurteilung nicht sehr ausgeprägter oder uncharakteristischer Lungenveränderungen entstehen. Sie sollen sich nach FLETSCHER (1964) durch genormte Fragen zur Registrierung der Symptome sowie durch wiederholtes Lesen der Aufnahmen reduzieren lassen. Die Ursachen der radiologischen Fehldiagnosen sind nach LONGIN (1971) 4 Phasen zuzuordnen. In der 1. Phase, d. h. bei der Fertigung des Röntgenbildes, können ungenügende Untersuchungs- und Aufnahmetechniken sowie eine ungenügende Mitarbeit des Patienten zu unzureichenden Röntgenbildern führen und Ursachen für Fehldiagnosen werden. In der 2. Phase wird das vom Beurteiler gespeicherte Normalbild mit dem Röntgenbild verglichen. Hier können Unkenntnis des Beurteilers sowie ungenügende Betrachtungseinrichtungen zur Fehldiagnose führen. In der 3. Phase, in der eine Normalabweichung festgestellt wird, kann das pathologische Substrat infolge Müdigkeit, Oberflächlichkeit oder Zeitmangel übersehen werden. Auch ungenügende klinische Information kann Fehldiagnosen begünstigen. Die 4. Phase ist die Phase der radiologischen Urteilsbildung, der Deutung des von der Norm abweichenden Befundes. Hier können zu Fehldiagnosen führen ein vorschnelles Urteil, das Ziehen falscher Schlüsse, z. T. durch falsche Einschätzung der Relevanz von Teilbefunden sowie auch autoritatives kritikloses Denken. Die „Regeln", die sich aus der Charakteristik der Einzelveränderungen und deren Lokalisation oder Verteilung in Organen ergeben können eine entscheidende diagnostische Hilfe sein. Da diese „Regeln" aber keine absolute Gültigkeit haben, wird bei unterschiedlicher Anwendung der atypische Fall unvermeidlich falsch diagnostiziert bzw. fehlinterpretiert. Nach HEGGLIN (1963) können auch vorgefaßte Meinungen, unlogische Schlüsse, mangelndes konstruktives Denken sowie Schwarzseherei oder Optimismus zu Fehldiagnosen führen. PIRTKIEN (1968) unterscheidet zwischen ärztlich verursachten Fehldiagnosen sowie Fehldiagnosen, die durch das Verfahren der Untersuchung bedingt werden, und zwischen Fehldiagnosen, die durch falsche Angaben des Patienten bedingt werden können. Zu den ärztlich verursachten Fehldiagnosen zählt PIRTKIEN 1. mangelndes Wissen, das sich besonders bei seltenen Krankheiten bemerkbar macht. Infolge des ungeheuren Zuwachses der wissenschaftlichen Daten ist diese Ursache nicht vermeidbar. Ein Zerebralcomputer muß gegenüber einem Maschinencomputer auf die Dauer schlechter arbeiten. Hier wäre eine Abhilfe durch die Anwendung der EDV möglich. 2. können Beobachtungsfehler bei Röntgenbildern zu Fehldiagnosen führen. So wurden bei GARLAND etwa 25% der positiven Befunde übersehen. In der Studie von WEISS und BOUCOT (1973) waren 30—42% der Bronchialkarzinome auf den Voraufnahmen vor 6 Monaten übersehen worden. 3. werden durch ungeeignete diagnostische Verfahren — nach EATON 87% der falsch negativen Diagnosen —

Fehldiagnosen bedingt. Neben den genannten subjektiven Ursachen gibt es auch objektive Ursachen für das Nichterkennen von Lungenherden. Solche sind nach GARLAND (1959) bei Herden vorhanden, die sich auf Knochen oder Weichteile projizieren, die an der Lungenbasis liegen, eine fehlende oder nur sehr geringe Dichte haben und eine Größe unter 1 cm Durchmesser zeigen. Nach PIRTKIEN (1968) werden 27% der klinischen Fehldiagnosen durch die Röntgenuntersuchung verursacht, hiervon 12% auf Grund von Versäumnissen, 9% falsch positiver, 1% falsch negativer Diagnosen und 3% nicht genügend beurteilt. Am häufigsten falsch diagnostiziert wird nach PIRTKIEN das Bronchialkarzinom.

Nach den zitierten Autoren läßt sich zusammenfassend feststellen, daß die durchschnittliche Treffsicherheit der Röntgendiagnostik des Bronchialkarzinoms, insbesondere des peripheren Karzinoms, mit 70—85% angenommen werden kann, wobei erwähnt werden muß, daß eine Treffsicherheit über 80% nur bei sehr erfahrenen Beurteilern zu erwarten ist.

In der retrospektiven Auswertung der präoperativ gestellten Röntgendiagnosen aus den Thoraxübersichtsaufnahmen und Tomogrammen fand ROTTE (1974), daß 85% der Karzinome, 46,8% der benignen Tumoren und 77% der tuberkulösen Herde röntgenologisch zutreffend diagnostiziert worden waren. Insgesamt wurde bei 74/514 Patienten = 14,3% aus dem vorliegendem Material eine falsche Diagnose gestellt, während bei 42/514 Fällen = 8,1% ein Rundherd ohne definitive Diagnose beschrieben wurde. Diese relativ hohe Treffsicherheit läßt sich zum Teil dadurch erklären, daß die befundenden erfahrenen Radiologen in den meisten Fällen zusätzliche anamnestische, klinische und z. T. endoskopische Daten zur Verfügung hatten.

Um für die folgenden Untersuchungen über die Treffsicherheit der computerunterstützten Diagnostik ein vergleichbares Ausgangsmaterial zu erhalten, wurden die Thoraxaufnahmen und — soweit vorhanden — auch die Tomogramme von 200 histologisch gesicherten Fällen des diesen Untersuchungen zugrunde liegenden Gesamtmaterials 3 erfahrenen Röntgenologen unabhängig voneinander ohne weitere Daten zur Diagnosestellung vorgelegt. Die Kollegen verfügten nur über die Röntgenaufnahmen und eventuellen Verlaufsserien, ihnen fehlten jedoch zusätzliche klinische und paraklinische Informationen sowie der histologische Befund. Die Diagnosefindung beruhte allein auf dem Erfassen und Verarbeiten der Röntgensymptome, also auf den gleichen Informationen, die auch bei der EDV-unterstützten Diagnostik verwendet werden.

Bei der Beurteilung der Röntgenaufnahmen ergaben sich für alle 3 Beurteiler eine durchschnittliche Fehlerquote von 13,2%. Auf die einzelnen Ärzte verteilten sich die Fehldiagnosen mit 14%, 13,5% und 12% relativ gleichmäßig. Von allen 3 Röntgenologen falsch beurteilt wurden 8/200 Fällen = 4%, von 2 Ärzten wurden 14 Fälle = 7% und von je einem Arzt wurden 12% der Fälle falsch diagnostiziert. Insgesamt wurden 46/200 Fällen = 23% von einem der Röntgenologen falsch klassifiziert. Die folgende Tabelle soll die Verteilung der zutreffenden Diagnosen auf die einzelnen Krankheitsgruppen wiedergeben.

Insgesamt wurde von allen 3 Röntgenologen bei 154/200 Fällen = 77% die zutreffende Röntgendiagnose gestellt. Diese relativ hohe ärztliche Treffsicherheit

Tabelle 7. Finaldiagnosen und empirisch gestellte Diagnosen (3 Ärzte)

Finale Diagnose	röntgenologische Diagnose		
	Karzinom	benigner Tumor	tuberkulöser Herd
Karzinome n = 134	118 88,05%	4 2,30%	12 8,96%
benigner Tumor n = 28	5 17,86%	20 71,43%	3 10,71%
tuberkulöser Herd n = 38	18 47,37%	4 10,5%	16 42,10%

läßt sich z. T. dadurch erklären, daß es sich bei den Beurteilern um erfahrene Röntgenologen in einer onkologischen Spezialklinik handelte.
Während die Bronchialkarzinome auch relativ zuverlässig als Karzinome erkannt wurden, ergaben sich jedoch größere Schwierigkeiten bei der richtigen Einordnung der Tuberkulome und auch der gutartigen Tumoren. Von den Karzinomen wurden nur 15% fälschlicherweise als gutartige Prozesse angesehen, dagegen ist aber in 35% der gutartigen Lungenprozesse (benigne Tumoren und Tuberkulome) die für den Patienten schicksalhafte Diagnose Karzinom gestellt worden. Als Ursachen für das Zustandekommen der Fehldiagnosen muß angegeben werden

1. das Fehlen einer Verlaufsserie, was in wesentlichem Maße zu unsicheren oder fehlerhaften Beurteilungen beitrug,
2. weniger typische Karzinombefunde wie kleine, langsam wachsende Karzinome oder glatt konturierte dichte Karzinomherde.
3. Herde mit unscharfen Konturen und flauen inhomogenen Strukturen bei sehr langsamem Wachstum ließen sich nicht sicher als Karzinome oder tuberkulöse Herde einordnen.
4. Gutartige Lungenprozesse mit einer Größe von mehr als 3 cm Durchmesser und mit Wachstumstendenz wurden häufig als Karzinome diagnostiziert.
5. Das Vorliegen gleichzeitiger spezifischer Veränderungen bei flauem relativ kleinem Herdschatten führte in 1. Linie zur Diagnose eines tuberkulösen Herdes und damit in einigen Fällen zur Verkennung eines Karzinoms.

Einen gewissen Einfluß auf die Diagnosestellung hatte auch der jeweilige physische Zustand des Beurteilers. So waren bei Ermüdungserscheinungen oder Unkonzentriertheit und aus anderen Gründen die Anzahl der Fehldiagnosen größer als bei ausgeruhten und ausgeglichenen Beurteilern. Im wesentlichen waren es atypische Röntgenbefunde, die im Sinne der Enddiagnosen falsch interpretiert wurden. Die häufig im Vordergrund stehende atypische Röntgensymptomatik führte z. T. zu einer Unterbewertung oder einem Übersehen der mehr im Hintergrund stehenden, weniger deutlich ausgeprägten typischen Symptome. Andererseits führten aber die Erfahrungen und intuitive Faktoren in einer Reihe von Fällen zur richtigen Diagnose, wo sie bei atypischer Symptomatik nicht unbedingt zu erwarten war. Die erzielte Treffsicherheit von 77% für das Gesamtmaterial entspricht in etwa den in der Literatur mitgeteilten Ergebnissen. Die Treffsicherheit beim Bronchialkarzinom mit 88% ragt über die Ergebnisse anderer Autoren hinaus, hängt aber mit der entsprechenden Spezialisierung der Klinik zusammen.

7. Die Anwendung der EDV als Diagnose-Hilfe

7.1. Allgemeine Bemerkungen

Die Anwendungsmöglichkeiten der mannigfaltigen Formen der EDV in der klinischen und röntgenologischen Diagnostik wurden bereits zum Gegenstand zahlreicher Symposien und Monographien (TURNER (1966), LUSTED (1968), HAENE und WAMBERSIE (1969), FELLINGER (1968), BOCK und EGGERSTEIN (1970), PIRTKIEN (1971), NITSCHKOFF und GRABOW (1974) u. a.). Sie zeigen jedoch, daß es auch gerade auf dem Gebiet der Röntgendiagnostik noch keine zufriedenstellenden Lösungen gibt, die den Einsatz der EDV in größerem Rahmen zur Diagnose-Hilfe rechtfertigen können.
Nach GRIESSER (1964) ist die Diagnose das Ergebnis eines durch Empirie und induktives Denken gewonnenen Erfahrungsgutes, gepaart mit der Fähigkeit zur Deduktion. Die Erkennung eines Krankheitsbildes beruht auf dem meist unbemerkt ablaufendem Zusammenspiel von schneller Mobilisierung des Erfahrungsgutes und einer logisch richtigen Schaltung, d. h. der Fähigkeit zur richtigen und schnellen Assoziation. Ein Computer kann hier sehr viel schneller und zuverlässiger als ein Arzt arbeiten. Für die Anwendung des Computers kommen nur eindeutig formulierte und strukturbestimmende Daten in Betracht, die nach einem vorgegebenen Programm maschinell verarbeitet werden können. Eine Computerdiagnostik erfordert sogenannte harte Daten, d. h. Daten mit einer möglichst geringen Irrtumswahrscheinlichkeit. Hierzu müssen die medizinischen, oft „weichen" Daten, in mathematische Symbole überführt und für mathematische Operationen aufgearbeitet werden. Von zahlreichen Autoren (GRIESSER (1965), LEIBER (1965), PROPPE (1967), LANGE (1969), SCHAEFER (1969, 1971) u. a.) wurde auf die Notwendigkeit und Bedeutung der schärferen Präzisierung und Abgrenzung der Krankheitsbilder und Symptommuster hingewiesen. GILL und Mitarb. (1973) erzielten bei Anwendung eines Systems „vereinbarter Definitionen" eine beträchtliche Reduktion der Beobachtungsabweichungen und damit eine optimale Senkung der diagnostischen Fehlerquote auf Grund einer fehlerhaften Datenerfassung.
Als Symptome werden durch den Arzt zahlreiche Daten in den Diagnoseprozeß integriert. Es wurde aber nur begrenzt untersucht, welche quantitativen Beziehungen zwischen diesen Kriterien bezüglich ihrer Bedeutung, ihrer diskriminativen Funktion und ihrer statistischen Unabhängigkeit bestehen (PIPBERGER et al. 1968). Es muß also unterschieden werden, ob die am häufigsten gefundenen Symptome die Krankheit nur beschreiben, oder ob sie sie chrakterisieren und differenzieren. Dadurch kann sich die Notwendigkeit einer Datenreduktion ergeben. Eine

Identifizierung derjenigen Faktoren wird erreichbar, die effektiv gar nicht oder wenig zur Krankheitsbeschreibung und Differentialdiagnostik beitragen.

Die Anwendung der EDV in der Diagnostik führt nach KOLLER (1966, 1969) und nach LANGE (1969) zu folgenden Vorteilen:

1. Es kann ein Spezialist übertrumpft werden, wenn die Diagnose aus einem größeren gespeicherten Material, d. h. aus einer größeren Erfahrung abgeleitet wird. Hierbei wird eine Beurteilung der am besten zu dem entsprechenden Fall passenden Diagnose möglich.
2. Es können adaptive diagnostische Systeme realisiert werden. Es ist dann jedoch notwendig, die durch Verlauf, Biopsie oder Obduktion verifizierten Diagnosen systematisch zu erfassen und einzugeben.
3. Maschinenbedingte Fehler sind selten.
4. Bessere Ergebnisse sind dort zu erwarten, wo es den Spezialisten nicht gibt.

Bei der Anwendung der EDV als Diagnose-Hilfe haben sich zwei grundsätzlich verschiedene Ansätze gezeigt (WEIDTMANN 1971). Der eine versucht im Bereich einer beschränkten Zahl bekannter, definierter Krankheiten aus den vorliegenden Patienten-Symptomen zu einer objektiven wahrscheinlichen Diagnose zu kommen.

Das setzt voraus, daß die Wahrscheinlichkeitsparameter der Symptome und die Krankheitshäufigkeiten bekannt sind, daß die Symptomwahrscheinlichkeiten voneinander unabhängig sind und daß der Patient nur an einer in der Matrix aufgeführten Krankheit leidet. Im zweiten Ansatz wird in einer Liste seltener Krankheitsbilder das Fehlen solcher Wahrscheinlichkeitsparameter impliziert.

Die Röntgendiagnostik gehört zu den datenintensivsten Disziplinen der klinischen Medizin. Ihr Datenvolumen hat große Zuwachsraten, da ständig neue Untersuchungsmethoden in den Routinebetrieb übernommen werden und die prophylaktischen Reihenuntersuchungen ansteigen. Für die Anwendung der EDV in der Röntgendiagnostik ergeben sich zwei prinzipiell verschiedene Möglichkeiten. Die eine Möglichkeit besteht in einer direkten Interpretation des Röntgenbildes durch den Computer. Hierbei wird das Röntgenbild mit Hilfe eines Oszilloskops durchleuchtet und in Form eines elektronischen Scanverfahrens abgetastet. Von einem Photomultiplier verstärkt werden die einzelnen Video-Signale bei entsprechendem Programm durch den Computer ausgewertet. Über diese Methode berichteten u. a. MEYERS et al. (1963, 1964), HUGH (1966), ISHIYAMA et al. (1969), RÖHER (1969), ACKERMAN et al. (1972), KUNDEL et al. (1972), BALLARD (1976). Nach Ansicht dieser Autoren ist jedoch dieses sehr aufwendige Verfahren nicht als Routine-Methode, sondern nur für ganz spezielle Fragestellungen einsetzbar.

Die zweite Möglichkeit einer Anwendung der EDV als Diagnosehilfe in der Röntgendiagnostik besteht in der elektronischen Verarbeitung der durch den Arzt erhobenen Einzelbefunde. Dieser Weg wird zur Zeit von der Mehrzahl der Autoren beschritten. Es konnten aber bisher noch keine fertigen universellen Empfehlungen für die Anwendung der EDV bei der Befundauswertung und -verarbeitung angeboten werden. Die vom Radiologen aus dem Röntgenbild visuell erhobenen Einzelbefunde ergeben in ihrer Summe die Röntgendiagnose. Von der Dignität der einzelnen Kriterien hängt es ab, ob im Einzelfalle die Diagnose auf Grund eines einzigen Kriteriums schon völlig gesichert ist, oder ob aus zahlreichen „weichen" Kriterien die Diagnose mit einem bestimmten Wahrscheinlichkeitsgrad aufgebaut werden muß. In dem letzten Falle treten eine oder mehrere Differentialdiagnosen mit unterschiedlichen Wahrscheinlichkeiten auf. Die Kriterienbewertung ist nach DIETHELM (1969) eine der wichtigsten Aufgaben, deren Lösung mit Hilfe von Computern gesucht werden muß. Hierbei kommt es auf die Trennung signifikanter von redundanten Daten an.

Für den Einsatz der EDV als Diagnose-Hilfe im engeren Sinne werden vor allem folgende Verfahren angewendet (KOLLER (1967), LEDLEY et al. (1959)):

1. Listenvergleiche
2. Symptomgewichtungen und daraus abgeleitete Verfahren wie diagnostische Indices, Likelihood-Quotient, u. a.
3. Sequentielle Verfahren
4. Wahrscheinlichkeitsberechnungen nach dem BAYESschem Theorem
5. Diskriminanzanalyse und evtl. multivariate Varianzanalyse
6. numerische Taxonomie (TAYLOR, 1966, 1967).

Beim Listenvergleich wird für jeden Krankheitskomplex, z. B. auf Grund von Lehrbuchwissen, eine Liste aufgestellt, aus der das Vorliegen oder Fehlen bestimmter Symptome zu entnehmen sind. Das Befundmuster eines zu diagnostizierenden Falles wird dann mit dem Befundmuster der Listen verglichen. Das diagnostische Prinzip beruht also auf der Feststellung der Übereinstimmung bzw. des Übereinstimmungsgrades zwischen dem Befundmuster einer bestimmten Krankheit. Solche Listenvergleiche können unter Anwendung der BOOLEschen Algebra, d. h. Ausscheiden durch mathematische Logik, sehr schnell realisiert werden. Bei dem Aufstellen von Symptomlisten geht man erkenntnismäßig von der Krankheit zu den Symptomen, in der Anwendung schließt man aber von den Symptomen auf die Krankheit. Zwischen Krankheit und Symptom besteht jedoch meist keine Äquivalenzrelation. Es wird bei den Listenvergleichen meist nicht die verschiedene Sensibilität und Spezifität der Symptome berücksichtigt. Die Gewichtung der Symptome kann subjektiv oder objektiv geschehen, sie geht über die Unterscheidung von obligatorischen und fakultativen Symptomen hinaus. Bei der subjektiven Gewichtung können z. B. eine Reihe von Fachleuten ein Punktsystem für die einzelnen Symptome aufstellen. Als Kriterium für die diagnostische Zuordnung wäre dann die Übereinstimmung bei möglichst hoher Punktzahl anzusehen.

Bei der objektiven Gewichtung kann man vom Häufigkeitsunterschied eines Symptoms bei Kranken gegenüber „Nichtkranken" ausgehen. Je deutlicher dieser Unterschied wird, desto größer ist der diagnostische Wert des betreffenden Symptoms.

Zu den Problemen gehört u. a., daß es heute noch keine gültigen Diagnose-Symptommatrices gibt, sei es in Form einer Symptomgewichtung oder sei es in Form relativer Häufigkeiten.

Probleme, die sich mit den Symptomen bzw. Krankheiten eines Patienten befassen, lassen sich nach MURPHY (1972) auch mit sequentiellen Verfahren lösen. Da die Symptome bzw. Merkmale durch sequentielles Absuchen bei der visuellen Röntgenbild-Analyse gewonnen werden, ergibt sich eine logische Funktion in Form eines Entscheidungsbaumes. Die Aufstellung optimaler sequentieller Entscheidungsstrukturen soll zur Klärung der Diagnoserelevanz der Symptome beitragen (RICHTER et al. 1974). Entscheidungsbäume vermitteln dem erfahrenen Röntgenologen wertvolle Einblicke in die Struktur von Klassenbildungen. Von Bedeutung ist, daß die Fehlerrate kalkulierbar wird und nicht dem Zufall überlassen bleibt. In einer kritischen Beurteilung der verschiedenen analytischen Entscheidungsmodelle weist HERSHEY (1974) darauf hin, daß noch gründliche Forschungen zur Festlegung der Präferenzen der einzelnen Methoden notwendig sind.

Die Anwendung logischer Modelle wurde u. a. von BAUER et al. (1970) bei der Differentialdiagnose von Lebererkrankungen, von SCHMID et al. (1974) bei psychiatrischen Erkrankungen, von GORRY et al. (1968, 1973) bei primären Knochentumoren und bei kongenitalen Herzerkrankungen, sowie von RICHTER et al. (1974) bei Röntgen-Screening von Herz-Kreislauferkrankungen mit Erfolg ausgeübt.

7.2. Die Wahrscheinlichkeitsberechnungen nach der Bayesschen Formel

Als einen der ersten und in der Literatur relativ häufig angewendeten Ansätze in der EDV-unterstützten Diagnostik gilt die von T. BAYES (1763) beschriebene Formel. In dieser Formel werden die Häufigkeitsverteilungen der Symptome den Berechnungen zugrunde gelegt und echte Wahrscheinlichkeitsaussagen angestrebt. Diese Zielstellung entspricht nach KOLLER (1967) am meisten den Erwartungen des Klinikers, die er an mathematisch-statistische Diagnosehilfen stellt.

Die große Bedeutung und die vielseitige Anwendbarkeit des BAYESschen Satzes läßt sich schon daran ermessen, daß er als gedankliche und mathematische Grundlage praktisch aller üblichen Methoden der analytischen Statistik angesehen werden kann (HOFER, 1974).

Die Anwendung der BAYESschen Formel in der Diagnostik wurde erstmals von den Amerikanern LUSTED und LEDLEY erprobt und nach weiterer Bearbeitung empfohlen (1959, 1960, 1965, 1968).

Die in der BAYESschen Formel auftretenden Ausdrücke sind definiert als

$P(K)$ = Wahrscheinlichkeit der Krankheit K in einer definierten Bevölkerungsgruppe

$P(S)$ = Wahrscheinlichkeit für eine bestimmte Symptomkombination S in der Bevölkerungsgruppe

$P(S|K)$ = Wahrscheinlichkeit für eine bestimmte Symptomkombination S unter den Kranken mit K

$P(K|S)$ = Wahrscheinlichkeit für die Krankheit K unter den Personen mit der Symptomkombination S

$P(KS)$ = Wahrscheinlichkeit für Personen mit der Krankheit K und den Symptomen S in der Bevölkerung.

Hierbei wird nach KOLLER (1967), der Symptomkomplex S als Einheit aufgefaßt. Als Grundgleichung ergibt sich

$$P(KS) = P(K) \cdot P(S|K) = PS \cdot P(K|S).$$

Die gesuchte Wahrscheinlichkeit für die Krankheit K unter der Voraussetzung, daß der Symptomkomplex S vorliegt, ist

$$P(K|S) = \frac{P(K) \cdot P(S|K)}{P(S)}$$

$P(S)$ ist jedoch oft unbekannt und muß erst ermittelt werden durch Zusammensetzung. Man stellt alle Möglichkeiten zusammen, bei denen S auftreten kann. Im einfachsten Fall unterscheidet man nur S bei den Kranken mit K und S im Rest des Beobachtungsmaterials. Dann ist

$$P(S) = P(K) \cdot P(S|K) + P(R) \cdot P(S|R).$$

Trennt man den Rest R in $R_1, R_2, \ldots, R_j, \cdots, R_m$ auf, wobei R_j von K verschiedene Krankheiten oder auch keine Krankheiten darstellen, so erhält man die BAYESsche Formel in der folgenden Form:

$$P(K|S) = \frac{1}{1 + \sum_{j=1}^{m} \frac{P(R_j)}{P(K)} \cdot \frac{P(S|R_j)}{P(S|K)}}.$$

Bei unabhängigen Symptomen läßt sich die Wahrscheinlichkeit $P(S|K)$ in ein Produkt von unabhängigen Wahrscheinlichkeiten für die Einzelsymptome S_1, $S_2, S_3, \cdots, S_n$ zerlegen. Dann wird bei n Symptomen

$$P(S|K) = P(S_2|K) \cdot P(K_2|K] \cdot P(S_3|K) \cdots P(S_n|K).$$

Entsprechend lassen sich die Wahrscheinlichkeiten für die anderen Gruppen im Rest R des Beobachtungsmaterials zerlegen in $K_1, K_2, \ldots, K_n$.

Es treten also 2 Formen von Quotienten auf, die empirisch ermittelt werden müssen

1. Das Häufigkeitsverhältnis der Krankheit K zu den übrigen Krankheiten $P(K) : P(R_j)$ und
2. das Häufigkeitsverhältnis der Symptomkombination S bei der Krankheit K zu den übrigen Krankheiten, also $P(S|K) : P(S|R_j)$.

Für die Ableitung der Wahrscheinlichkeitsaussagen bekommen $P(K)$ und $P(R_j)$ den Charakter von vorgegebenen Grundwahrscheinlichkeiten und werden a priori-Wahrscheinlichkeiten genannt. Der Wert $P(K)$, d. h. die Krankheitshäufigkeit schwankt von Kollektiv zu Kollektiv. Die Wahrscheinlichkeiten für den Symptomkomplex S bei Kranken $P(S|K)$ und die entsprechende Größe in anderen Gruppen sind ein in der Beobachtung realisiertes Ereignis, die von noch unbekannten Parametern abhängen (KOLLER 1967). Ein Quotient solcher Größe wird als likelihood ratio oder kritischer Wert bezeichnet. Diese Werte sind in BAYESsche Wahrscheinlichkeiten umrechenbar, wenn man die Häufigkeit der Krankheit K in der Bevölkerung kennt. Da jedoch oft die Häufigkeit der Krankheit K in der Population nicht bekannt ist, haben TEMPLETON und Mitarb. (1966, 1967) diese Daten nur auf eine definierte Krankengruppe, z. B. auf alle Patienten mit pulmonalen Rundherden bezogen. Nach diesen Autoren wurde die BAYESsche Formel in der folgenden Form angewendet:

$$P(K|S) = \frac{P(K) \cdot P(S|K)}{\sum_{j=1}^{m+1} P(K_j) \cdot P(S|K_j)}.$$

In dieser Beziehung wird die Krankheit K in die Gesamtheit aller möglichen Krankheiten eingeschlossen. Dadurch ergeben sich mit den m Restkrankheiten insgesamt $m+1$ Krankheiten, sodaß auch die Summation bis einschließlich der $(m+1)$-sten Krankheit erfolgen muß. Es bedeuten in dieser Formel $P(K|S)$ die Wahrscheinlichkeit, in der ein Patient mit dem Symptomkomplex S die Krankheit K hat. $P(K)$ entspricht der relativen Häufigkeit der Krankheit K, der Ausdruck $P(S|K)$ entspricht der Häufigkeit, bei der der Symptomkomplex S bei Patienten mit der Krankheit K vorkommt. Im Nenner der Gleichung wird über alle Krankheiten j der in Frage kommenden Differentialdiagnosen die der Patient haben kann, summiert. Wenn jede Erkrankung mit der relativen Häufigkeit gegeben ist, dann kann die BAYESsche Formel zu einer genauen Berechnung der diagnostischen Wahrscheinlichkeiten führen.
Ein vereinfachtes Beispiel soll das Prinzip der BAYESschen Formel veranschaulichen:
Bei Vorliegen des Symptomkomplexes S bei einem Patienten soll ermittelt werden, ob bei diesem Patienten die Krankheit K vorliegt. Als Basisdaten seien ermittelt worden die Wahrscheinlichkeit der Krankheit K in einem definiertem Krankengut $P(K) = 60\%$. Dementsprechend ist die Wahrscheinlichkeit, daß diese Krankheit nicht vorliegt, $P(R) = 40\%$. Außerdem wird die Wahrscheinlichkeit des Vorkommens des Symptomkomplexes S bei Patienten mit der Krankheit K, $P(S|K) = 80\%$, und die Wahrscheinlichkeit des Auftretens von S, wenn die Krankheit K nicht vorliegt, $P(S|R) = 2\%$ bekannt. Bei Vorliegen des Symptomkomplexes S läßt sich nach der BAYESschen Formel die Wahrscheinlichkeit für das Vorliegen der Krankheit K folgendermaßen berechnen:

$$P(K|S) = \frac{P(K) \cdot P(S|K)}{P(K) \cdot P(S|K) + P(R) \cdot P(S|R)}.$$

Mit den gegebenen Werten

$$P(K|S) = \frac{60\% \cdot 80\%}{60\% \cdot 80\% + 2\% \cdot 40\%} = \frac{4800}{4880} = 0{,}98.$$

Dieser errechnete Wert bedeutet, daß der Patient mit dem Symptomkomplex S mit einer Wahrscheinlichkeit von 98% die Krankheit K hat. Bei Vorliegen mehrerer Symptome werden besonders die Rechnungen im Nenner des Bruches umfangreicher. Bei Vorliegen mehrerer Krankheiten muß diese Berechnung für jede der in Frage kommenden Diagnosen durchgeführt werden. Die errechnete Diagnose mit der höchsten Wahrscheinlichkeit (im allgemeinen mit einer Wahrscheinlichkeit über 80%) muß als die Vorliegende angenommen werden.

Die Mehrzahl der publizierten Arbeiten, insbesondere im amerikanischen Schrifttum, setzen als einzige Ansatzmöglichkeiten für die BAYESsche Formel die Unabhängigkeit der Symptome voraus. Diese Modelle nehmen an, daß ein Symptom zum anderen Symptom innerhalb einer gegebenen Krankheit unabhängig ist und daß die Krankheiten sich gegenseitig ausschließen. Dieses ist aber bei den Symptomen häufig nicht der Fall, da sie oft Ausdruck eines pathogenetischen Prozesses sind. Die Unabhängigkeit der Symptome kann, wenn genügend Daten vorhanden sind, durch eine Chi-Quadrat-Analyse auf die Koinzidenz der Symptome in jeder Krankheit getestet werden (LUSTED 1960, 1967). Die Bedingungen der Symptomunabhängigkeit war nach den Untersuchungen von LUSTED nicht überall erfüllt, aber dennoch zeigte die BAYESsche Rechnung gute Ergebnisse. Da die Rechnung mit der BAYESschen Formel bei einer großen Anzahl von Symptomen und Krankheiten sehr aufwendig ist, wird von MOUNT und EVANS (1963) eine Reduktion der Symptome und Merkmale empfohlen. Von MOUNT und EVANS wurde bei der Simulation der BAYESschen Formel eine Vergrößerung der Eingabedaten wie auch ein Anstieg der Voraussagesicherheit in bestimmten Grenzen erzielt.

Die BAYESsche Formel läßt sich auch anwenden unter Berücksichtigung signifikanter Korrelationen. Hierbei müssen nicht alle Symptome als unabhängig angenommen werden, sondern die Unabhängigkeit läßt sich von einer vorherigen Untersuchung der Symptomkorrelationen abhängig machen. Bei Zusammenfassung korrelierter Symptome werden dann die Häufigkeiten dieser Syndrome gewissermaßen als Einzelsymptome aufgefaßt, in die Formel eingesetzt. Hierfür muß eine Korrelationsmatrix der Symptome aufgestellt werden. Bei quantitativ interkorrelierten Symptomen lassen sich aus den Verteilungsparametern hypothetische mehrdimensionale Normalverteilungen berechnen, die dem BAYESschem Theorem zugrunde gelegt werden können. Als Vorteil lassen sich hier schon an einem kleineren Material die Parameter hinreichend gut schätzen (KOLLER 1967).

In der BAYESschen Formel werden die Krankheitshäufigkeiten als a priori-Wahrscheinlichkeiten berücksichtigt. Bei Epidemien kommt es jedoch zu einer Häufigkeitssteigerung einer bestimmten Krankheit bei kompensatorischem Absinken der relativen Häufigkeiten der anderen Krankheiten. Dieses führt zu einer erschwerten Diagnostik der nicht-epidemischen Krankheiten und stellt einen der

Nachteile der BAYESschen Formel dar. Als weitere Nachteile des BAYESschen Ansatzes betrachtet BÜNTE (1967, 1968)

1. daß von bestimmten Voraussetzungen ausgegangen wird, d. h. die relativen Häufigkeiten müssen bekannt sein, die Symptome müssen unabhängig sein und die Krankheiten müssen sich ausschließen.
2. Ist die Methode abhängig von der zugrunde gelegten Population (REICHERTZ 1966, 1968).

Ein weiterer kritischer Punkt der Methode ist die Frage nach einem „Allgemein-Modell" (LODWICK und REICHERTZ 1969).

Das Allgemein-Modell muß so beschaffen sein, daß das deskriptive System nach einem mäßigen Aufwand an Einarbeitung auch von anderen angewendet werden kann. Für die Häufigkeitsmatrix werden die Daten jedoch vorwiegend aus dem eigenen Krankengut gewonnen und lassen sich von anderen Kliniken nicht in der gleichen Weise wiedergewinnen, es wird also stets ein mehr klinikspezifisches Modell entstehen. Die Genauigkeit der Methode wird mit von der Genauigkeit der Bearbeitung derjenigen Fälle bestimmt, aus denen die Matrix extrahiert wird.

Als ein weiterer Nachteil muß die univariate Betrachtungsweise dieser Methode angesehen werden.

Die genannten Nachteile sowie die sehr unterschiedlichen Ergebnisse haben zahlreiche Autoren veranlaßt, das BAYESsche Theorem mit anderen mathematischen Methoden zu kombinieren. So haben LODWICK und REICHERTZ (1969) als „begrenztes BAYESsches Konzept" eine Methode beschrieben, bei der zunächst ein „Entscheidungsbaum" angewendet wird, durch den das breite Spektrum von Tumoren und tumorähnlichen Zuständen auf einige Krankheiten eingeschränkt wird, erst danach kommt die BAYESsche Formel zur Anwendung. GORRY und Mitarb. (1968) beschrieben ein 3stufiges mathematisches Modell. In der ersten Stufe wird eine Entscheidung über die Relevanz der Merkmale zu dem laufendem diagnostischen Problem getroffen. Es folgt dann eine Folgerungsfunktion nach BAYES, und als dritte Stufe erfolgt dann die Analyse aller relevanten Entscheidungsalternativen in Form eines „Entscheidungsbaumes". BUCHWALD und Mitarb. (1970) sowie auch BRUCE und GORNALL (1961, 1966) bestimmten zunächst durch einen Chi-Quadrat-Test die Signifikanz der einzelnen Merkmale und verwendeten dann nur die signifikanten Merkmale zu den BAYESschen Berechnungen.

BOYLE und Mitarb. (1966) benutzten in der Diagnostik der nicht-toxischen Struma das BAYESsche Theorem sowie auch den Likelihood-Quotienten. Berechnungen nach dem Likelihood-Quotienten wurden auch von LIPKIN und Mitarb. (1958, 1961) sowie von BRODMAN und Mitarb. (1959, 1961, 1966) und von FRASER et al. (1974) in der computerunterstützten Diagnostik angewendet.

Die zahlreichen, in ihren Ergebnissen sehr unterschiedlichen Mitteilungen über die Anwendung der BAYESschen Formel in der Diagnostik zeigen sowohl die Möglichkeiten als auch die Grenzen dieser Methode. Im folgendem sollen die bisherigen Anwendungsmöglichkeiten und Ergebnisse dieser Methode in der Diagnostik kurz besprochen werden.

Als einer der ersten Autoren wendeten WARNER und Mitarb. (1961) die BAYESsche Formel zur Diagnostik kongenitaler Herzerkrankungen an. Sie untersuchten unter Verwendung von 50 klinischen Merkmalen 33 kongenitale Herzerkrankungen. In 95% der untersuchten Fälle konnte die Computerdiagnose operativ oder durch Herzkatheterismus bestätigt werden. In einer modifizierten Form nahmen WARNER und Mitarb. (1964) eine Gewichtung der Faktoren vor, d. h. sie berücksichtigten die relativen statistischen Häufigkeiten der Krankheiten und kamen in einer differentialdiagnostischen Liste zu einer Reihe abnehmender Wahrscheinlichkeiten, von der Häufigkeit des Vorkommens her gesehen. GUSTAFSON (1965) kritisiert jedoch an dieser Methode, daß hierbei die relativen Häufigkeiten der verschiedenen Typen der angeborenen Herzfehler zu stark gewichtet wurden und daß diese Methode nicht der Arbeitsweise des Arztes entspricht. Auch AMASOV (1961) und BYKHOVSKY (1961) wendeten diese Methode bei angeborenen Herzerkrankungen an. In einer späteren Arbeit berichteten VISHNEVSKY und BYKHOVSKY (1964) über 90—95% zutreffende Computerdiagnosen. TEMPLETON und Mitarb. (1966) diagnostizierten aus 20 röntgenologischen Parametern 9 unkomplizierte kongenitale Herzerkrankungen, die 87% aller angeborenen Herzerkrankungen entsprachen und kamen zu 78% richtigen Diagnosen durch die Kombination von Computer und Röntgenologen. Auch hier waren alle Diagnosen durch Angiokardiographie oder Operation überprüft worden. Ähnliche Untersuchungen führten BRUCE et al. (1963), BONNER et al. (1966) bei angeborenen Herzerkrankungen durch. Bei der Diagnostik von Shunts kamen WOJTOWICS und Mitarb. (1973) in 67,6% der Fälle zu richtigen Diagnosen. MACHII (1974) erzielte bei kardiovaskulären Erkrankungen eine Treffsicherheit von 72,9%.

Bereits 1961 wurde die BAYESsche Formel von OVERALL und Mitarb. in der Computerdiagnostik der Schilddrüsenerkrankungen angewendet. Bei 96% der Patienten erfolgte durch den Computer die korrekte Klassifikation in eine der 3 vorgegebenen Gruppen (Eu-, Hypo- und Hyperthyreose). In einer späteren Mitteilung (1963) berichteten die Autoren über eine diagnostische Treffsicherheit von über 99% bei Anwendung eines „learning models". Dieses bewährte Modell wurde 1965 auch von REICHERTZ und WINKLER benutzt. Sie berichteten über korrekte Diagnosen in 95% der Hyperthyreosen und über 91% korrekte Diagnosen an einem nicht selektierten Krankengut. Die in der Schilddrüsendiagnostik verarbeiteten Daten setzten sich aus klinischen Daten und Laborbefunden zusammen.

Mit dem Leitsymptom epigastrischer Schmerz diagnostizierten RINALDO und Mitarb. (1963) unter Verwendung der BAYESschen Formel 6 verschiedene abdominelle Erkrankungen mit einer Treffsicherheit von 25 bis zu 74% bei den einzelnen Erkrankungen. DE DOMBAL et al. (1974, 1975) erreichten in der Diagnostik abdomineller Beschwerden eine Treffsicherheit von 91,5%, bei Erkrankungen des unteren Gastrointestinaltraktes wurden 84,7% der Fälle richtig diagnostiziert.

HORROCKS (1974) gibt bei seinem für Kleincomputer anwendbaren BAYESschen Theorem in der Differentialdiagnose des akuten Leibschmerzes eine Treffsicherheit von 90% an. Bei Polypen und Karzinomen des Kolons konnten YOUKER et al. 1968, in 83% der Fälle die zutreffende computerunterstützte Diagnose stellen.

Bykhovsky et al. (1961) wandten die Wahrscheinlichkeitsberechnungen in der Differentialdiagnostik des Verschlußikterus an. In 95% der Fälle konnte eine der 15 möglichen, zu einem Verschlußikterus führenden Krankheiten zutreffend diagnostiziert werden. Frazer und Franklin (1974) benutzten die Bayessche Formel für die Diagnostik von Lebererkrankungen und erreichen in 75—78% der Fälle, die der Symptommatrix zugrunde gelegen hatten, zutreffende Diagnosen, während nur 67% der neuen Fälle korrekt klassifiziert wurden.

Über eine Computeranalyse und -diagnostik von Magengeschwüren berichteten Wilson und Mitarb. (1965). Aus den Häufigkeitsverteilungen von 70 verschiedenen klinischen und röntgenologischen Merkmalen sowie aus Labordaten wurden mit dem Chi-Quadrat-Test 17 objektive Variable bestimmt und diese Variablen in den Berechnungen nach der Bayesschen Formel zur Differenzierung von benignen und malignen Ulzera miteinbezogen. In einer Testserie von 14 unausgewählten neuen Fällen, die histologisch überprüft wurden, konnte in allen Fällen die zutreffende Diagnose gestellt werden.

In der Röntgendiagnostik von Knochentumoren erreichten Lodwick und Mitarb. (1963) mit der Bayesschen Formel bei 8 verschiedenen Diagnosen eine Treffsicherheit von 77,9%.

Salvolini und Mitarb. (1968) berichteten über die Anwendung der Bayesschen Formel bei der Differenzierung von malignen und benignen Mamma-Erkrankungen auf Grund von mammographischen und klinischen Merkmalen. Buchwald und Mitarb. (1970) wendeten nach vorheriger Signifikanzbestimmung der Symptome die Bayessche Formel in der mammographischen Diagnostik an. Über weitere Anwendungsmöglichkeiten der Bayesschen Formel in der Diagnostik berichteten Nugent et al. (1964) beim Morbus Cushing, Birnbaum und Maxwell (1961), Overall und Gorham (1963) sowie Virnich et al. (1975) bei psychiatrischen Erkrankungen, du Boulay et al. (1969, 1971) bei intracraniellen Tumoren sowie Wehner und Ritter zur Berechnung der Vaterschaftsplausibilität, wie auch Begon et al. (1971) bei hepatobiliären Erkrankungen.

Mit der computerunterstützten Diagnostik des solitären peripheren Rundherdes der Lunge befaßten sich erstmals Templeton und Mitarb. (1967). Hierbei erwies sich die mehr oder weniger uncharakteristische Röntgensymptomatik dieser Befunde von besonderer Problematik. Um die Symptomunabhängigkeit zu umgehen hatten Brunk und Lehr (1966) die Bayessche Formel so modifiziert, daß auch das lineare Verhältnis zwischen den Variablen angegeben werden kann. Diese Modifikation berücksichtigten auch Templeton und Mitarb. Sie analysierten 242 histologisch gesicherte periphere pulmonale Rundherde sowohl nach der Bayes'schen Standardmethode als auch nach der von Brunk und Lehr modifizierten Formel. Bei der letzteren Methode wurde nicht nur die Häufigkeit jedes Symptoms, sondern auch die Wechselwirkungen zwischen jedem Paar von Symptomen berücksichtigt. Templeton et al. unterschieden 9 Krankheiten (Adenokarzinome, Plattenepithelkarzinome, undifferenzierte Karzinome, unspezifische

Granulome, chronische Pneumonien, Histoplasmosen, Abszesse, Infarkte, Hamartome). Alle Fälle waren durch Biopsie, Operation oder Autopsie bestätigt worden. Neben Angaben über Alter, Geschlecht und Rauchergewohnheiten der Patienten wurden zur Diagnosefindung die aus den Thoraxübersichtsaufnahmen in 2 Ebenen erhobenen Röntgensymptome berücksichtigt. Zu diesen Symptomen gehörten die Lokalisation des Herdes in den Segmenten und Zonen, die Größe, Form, Struktur, Randkontur, Randschärfe des Herdes, Kalkeinlagerungen, Kavernenbildungen, Pleuraverdickung, Pleurabeziehung, Lymphknotenvergrößerungen, Atelektasen, Mediastinalstand, Zwerchfellstand und Spikaebildungen. Als Ergebnis der Bildauswertung, das sich in der Symptom-Matrix widerspiegelte, stellten die Autoren fest, daß über 40% der malignen Herde in der hilären Zone lokalisiert waren, während sich die benignen Herde überwiegend in der Peripherie befanden. Maligne Herde waren in der Regel größer als 3 cm sowie unscharf und unregelmäßig konturiert. Bei Karzinomen ließen sich zusätzlich Ergußbildungen und Lymphknotenvergrößerungen nachweisen.

Als Ergebnis der Berechnungen nach der BAYESschen Formel stellten TEMPLETON und Mitarb. (1967) fest, daß bei 9 Diagnosen mit 19 Merkmalen unter Annahme der Unabhängigkeit von Symptomen, in 67% von 242 bekannten Fällen und in 40% von 51 unbekannten Fällen die korrekte zutreffende Diagnose gestellt werden konnte. Bei Annahme einer linearen Abhängigkeit der Symptome kamen sie bei den 242 bekannten Fällen in 95% und bei den 51 unbekannten Fällen in 37% der Fälle zu richtigen Diagnosen. Nach einer Reduzierung auf 4 Krankheiten und 9 Merkmale erreichten die Autoren bei den 242 bekannten Fällen nach der ursprünglichen BAYESschen Formel in 80% der Fälle, und bei Berücksichtigung der linearen Abhängigkeit der Symptome in 82% der Fälle zutreffende Diagnosen.

Von den einzelnen Diagnosen wurde mit der ursprünglichen BAYESschen Formel in 88% der Karzinome, in 79% der Granulome und Hamartome, in 76% der Abszesse und in 49% der chronischen Pneumonien die zutreffende Diagnose gestellt. Mit den Berechnungen nach der Modifikation von BRUNK und LEHR blieb die Treffsicherheit bei den Karzinomen und den Granulomen und Hamartomen in gleicher Höhe, während sie bei den chronischen Pneumonien auf 71% anstieg.

Ähnliche Untersuchungen nach der ursprünglichen BAYESschen Formel führten WOJTOWICZ und Mitarb. (1970, 1971, 1972, 1974) durch. Auch sie befaßten sich mit der Röntgendiagnostik der peripheren pulmonalen Rundherde. Sie unterschieden 6 Diagnosen (Adenokarzinome, Plattenepithelkarzinome, undifferenzierte Karzinome, Tuberkulome, Abszesse, chronische Pneumonien) mit 24 klinischen und röntgenologischen Variablen. Aus den Thoraxübersichtsaufnahmen in 2 Ebenen und Tomogrammen wurden folgende Merkmale erhoben: Lokalisation, Größe, Begrenzung, Dichte, Konturen, Einschmelzungen, Kalk, Beziehungen zur Pleura, Pleuraverdickung, Spikae, Lymphknotenvergrößerungen, Atelektasen, begleitende Pneumonien, Zwerchfellstand, Alter, Geschlecht. Bei ursprünglich 9 Krankheiten erreichten die Verff. nur eine Treffsicherheit von 40%. Bei einer Reduzierung auf 4 mögliche Diagnosen und 9 Variable konnte die Treffsicherheit auf 77% gesteigert werden. Im einzelnen wurden 80,1% der Karzinome,

81,8% der Abszesse, 64,2% der chronischen Pneumonien und 53,8% der Chondrome in einem Gesamtkrankengut von 200 peripheren Rundherden richtig diagnostiziert. 1972 berichteten WOJTOWICZ und Mitarb. über 79% zutreffende Diagnosen bei 426 peripheren Rundherden.

Vergleichsweise hierzu war von erfahrenen Röntgenologen in 85% der Fälle die richtige Diagnose gestellt worden.

Hier waren also die ärztlichen Diagnosen zuverlässiger als die computerunterstützten Diagnosen.

Auch ALPEROVITCH und Mitarb. berichteten 1971, 1972, über die Anwendung der BAYESschen Formel in der Diagnostik pulmonaler Rundherde. Sie strebten die Wahrscheinlichkeitsdiagnosen von 31 Erkrankungen unter Verwendung von 70 anamnestischen, klinischen und röntgenologischen Merkmalen an. Sie teilten jedoch in diesen Arbeiten keine Ergebnisse mit. Die Ergebnisse wurden erst 1974 publiziert und als befriedigend bezeichnet.

ROTTE und RICHTER (1972) berechneten die Wahrscheinlichkeitsdiagnosen nach der BAYES'schen Formel bei 175 histologisch gesicherten peripheren Rundherden der Lunge. Es handelt sich hierbei um unausgewählte Fälle aus dem Gesamtmaterial.

Als Merkmale wurden berücksichtigt das Alter und Geschlecht der Patienten, Größe, Form, Struktur, Randkonturen des Herdes, Wachstumstendenz, Kalkeinlagerungen, Kavernen, Pleurabeziehungen und Pleuraverdickung, Lymphknotenvergrößerung, zusätzliche tuberkulöse Veränderungen sowie das Vorhandensein von klinischen Symptomen.

Zur Anwendung kam die von TEMPLETON et al. als ursprüngliche BAYESsche Formel angegebene Gleichung. Das Programm wurde in FORTRAN IV geschrieben und auf einer IBM-Maschine (IBM 360/40) gerechnet.

Eine Krankheit wurde dann als vorliegend gewertet, wenn die errechnete Diagnose mit einer Wahrscheinlichkeit von 80% und mehr angegeben wurde.

Unter Berücksichtigung der Ergebnisse von TEMPLETON et al. (1967) sowie von WOJTOWICZ et al. (1970, 1972) die bei einer größeren Anzahl von Diagnosen auch eine wesentliche größere Fehlerquote als bei wenigen Diagnosen beobachteten, haben sich ROTTE und RICHTER auf 3 große, ätiologisch und prognostisch vereinbarte Diagnosegruppen beschränkt, nämlich die Bronchialkarzinome, die benignen Tumoren und die tuberkulösen Herde.

Die Ergebnisse der Berechnungen sind in der folgenden Tabelle dargestellt (siehe Seite 89).

Insgesamt konnte nach den BAYESschen Wahrscheinlichkeitsberechnungen bei 123/175 Patienten = 70,29% die richtige, mit dem histologischen Befund übereinstimmende Diagnose gestellt werden.

Die Analyse der Ursachen der Fehldiagnosen zeigte, daß stets Fälle mit atypischen Röntgensymptomen falsch eingeordnet worden waren. So wurden Karzinome als solche verkannt, wenn sie kleiner als 3 cm Durchmesser waren, wenn keine Verlaufsserie vorlag, wenn sie ein sehr langsames Wachstum zeigten, wenn sie homogene Strukturen und glatte und scharfe Randkonturen zeigten. Benigne Tumoren

Tabelle 8. Finaldiagnose und Computerdiagnose nach dem BAYESschen Theorem

Finale Diagnose	errechnete Diagnose		
	Karzinome	benigner Tumor	Tuberkulom
Karzinome n = 107	70 65,42%	12 11,22%	25 23,36%
benigne Tumoren n = 29	3 10,34%	23 79,32%	3 10,34%
tuberkulöse Herde n = 39	5 12,82%	4 10,26%	30 76,92%

und tuberkulöse Herde wurden dann falsch diagnostiziert und z. B. als Karzinom eingeordnet, wenn sie unscharfe unregelmäßige Konturen zeigten und größer als 3 cm im Durchmesser waren. Eine nachweisbare Größenzunahme bei den benignen Prozessen führte fast stets zur Karzinomdiagnose.

Im Hinblick auf die Karzinomdiagnostik müssen wir diese Ergebnisse als unbefriedigend betrachten. Sie liegen weit unter der ärztlichen Treffsicherheit.

Nur etwa 65% der Karzinome wurden als solche erkannt, während andererseits die gutartigen Lungenprozesse in 76—79% der Fälle als benigne diagnostiziert wurden.

Auch GLEDHILL und MATHEWS (1970) sowie WOJTOWICS (1974) kamen zu dem Ergebnis, daß die Treffsicherheit der nach der BAYESschen Formel errechneten Wahrscheinlichkeitsdiagnosen schlechter war als die ärztliche Treffsicherheit in dem jeweiligem Krankengut.

Diese Ergebnisse bestätigen die bereits geschilderten Nachteile der BAYESschen Formel, die sich auch in Modifikationen und Kombinationen mit anderen mathematischen Verfahren nur bedingt ausgleichen lassen. Als wesentliche Nachteile müssen die vorauszusetzende Unabhängigkeit der Symptome und die fehlende Berücksichtigung der unterschiedlichen Wertigkeiten der einzelnen Symptome angesehen werden. Aber gerade von einer unterschiedlichen Bewertung der einzelnen Symptome für eine diagnostische Aussage kann bei den in ihrer Symptomatik wenig differenten peripheren Lungenherden ein positiver Einfluß auf die Treffsicherheit erwartet werden.

Deshalb wurde es für notwendig erachtet, an anderen mathematischen Diagnose-Modellen, die eine Gewichtung der einzelnen Symptome berücksichtigen und die u. U. in der Lage sind, korrelierte oder unkorrelierte Merkmale den entsprechenden Krankheitsgruppen zuzuordnen, bzw. die als Trennverfahren fungieren können, zu untersuchen, ob eine Steigerung der diagnostischen Treffsicherheit möglich ist.

7.3. Das CALM-Modell

Von GLEDHILL und MATHEWS wurde 1970 als ein neues Diagnose-Modell das sogenannte CALM-System beschrieben. CALM bedeutet die Abkürzung für Computer Aided Learning Model. Dieses Verfahren ist ein heuristisches Entscheidungsverfahren. Die Autoren sind der Ansicht, daß die unter bestimmten Bedingungen zweckmäßigsten Methoden diejenigen sind, die empirische Techniken anwenden und die die differentialdiagnostischen Kriterien der Krankheitsgruppen exakt identifizieren und bewerten.

Die einzelnen Symptome müssen bei dieser Methode als Alternativfragen formuliert werden, die nur mit „ja" oder mit „nein" beantwortet werden können. Aus den erhobenen Basisinformationen wird dann für jede Frage bzw. für jedes Symptom jeder Krankheit ein diagnostischer Wert errechnet. Dieser diagnostische Wert SS_{jk} charakterisiert jedes Symptom bezüglich seiner Eignung zur Diagnosefindung. Die Berechnung des diagnostischen Wertes SS_{jk} einer Frage j für eine Diagnose k wird wie folgt vorgenommen:

$$SS_{jk} = \left[V_p(V_p[FD_{jk}] - V_p[FP_{jk}]) \times [RFD_{jk} - RFP_{jk}] \times \left(\frac{RFD_{jk}}{RFP_{jk}}\right)^r \right].$$

In dieser Formel bedeuten:

p = Anzahl der gestellten Fragen

FD_{jk} = Anzahl der „ja"-Antworten auf die Frage j der n-Patienten der Diagnosegruppe k

$RFD_{jk} = \dfrac{FD_{jk}}{n}$ = relative Häufigkeit der „ja"-Antworten der n-Patienten der Diagnosegruppe k auf die Frage j.

FP_{jk} = Anzahl der „ja"-Antworten auf die Frage j der m Restpatienten ohne Diagnose k.

$RFP_{jk} = \dfrac{FP_{jk}}{m}$ = relative Häufigkeit der „ja"-Antworten auf die Frage j in der Restgruppe ohne Diagnose k.

Sowohl die Differenz $(RFD_{jk} - RFP_{jk})$, wie auch der Quotient $\left(\dfrac{RFD_{jk}}{RFP_{jk}}\right)$ charakterisieren das unterschiedliche Verhalten der n Patienten der Diagnosegruppe k und der m Patienten der Restgruppe auf die Frage j.

V_p = der auf 100 normierende Operator, der jedem Wert FD_{jk} bzw. FP_{jk} einer Prozentzahl zuordnet, d. h.

$$V_p(FD_{1k}, FD_{2k}, \cdots, FD_{pk}) = \left(\frac{FD_{1k}}{\Sigma}, \frac{FD_{2k}}{\Sigma}, \cdots, \frac{FD_{pk}}{\Sigma}\right) \cdot 100$$

z. B. $V_4(10, 5, 2, 3) = (50, 25, 10, 15)$, unabhängig vom Vorzeichen. Die Größe der Differenz $V_p(FD_{jk}) - V_p(FP_{jk})$ kennzeichnet ebenfalls das unterschiedliche Verhalten der Diagnosegruppe k und der Restgruppe bezüglich der Frage j. Als Diagnosewert der Frage j zur Krankheit k gibt GLEDHILL das normierte Produkt an und bezeichnet ihn als SS_{jk}. Das Produkt ist so gewählt, daß der letzte Faktor stets größer als 1 ist, d. h. der Exponent

$$r = 1 \quad \text{für} \quad V_p(FD_{jk}) - V_p(FP_{jk}) > 0$$
$$r = -1 \quad \text{für} \quad V_p(FD_{jk}) - V_p(FP_{jk}) < 0.$$

Die p Produkte der 3 Faktoren sind nochmals normiert, unabhängig vom Vorzeichen und zuletzt mit dem Vorzeichen des ersten Faktors versehen. Das heißt also $\sum_j |SS_{jk}| = 100$.

SS_{jk} ist also der Diagnosewert der Frage j zur Krankheit k und muß für jedes einzelne Symptom für jede Diagnose berechnet werden (= diagnostic value). Hierbei wird unterschieden zwischen einem positiven diagnostischen Wert für die für eine bestimmte Erkrankung typischen Symptome, auf die am häufigsten mit „ja" geantwortet wurde, und einem diagnostischen Wert mit negativem Vorzeichen bei für eine Krankheit atypischen Symptomen.

Der diagnostische Wert jeder einzelnen Frage ist proportional der Differenz zwischen den relativen Häufigkeiten der „ja"-Antworten aller Patienten mit der Diagnose k und der relativen Häufigkeiten von „ja"-Antworten auf die Frage j für alle Patienten.

Die Skala der diagnostischen Werte für die einzelnen Symptome bildet ein diagnostisches Profil. Bisher wurden mit den SS_{jk} die Basiswerte zur Anwendung des CALM-Systems gewonnen. Nach dieser Prozedur beginnt der eigentliche Prozeß der Diagnosefindung. Von jedem neuen Patienten wird zur Erstellung der Diagnose ein kompletter Fragebogen angelegt. Die Antworten des Patienten werden mit dem diagnostischen Profil der einzelnen Krankheiten verglichen. Der Grad der diagnostischen Anpassung wird in 2 Indizes ausgedrückt, dem „diagnostic percentage" (D.P.) und dem „consistency factor" (C.F.). Der D.P. des jeweiligen Patienten für jede der möglichen Diagnosen stellt ein Bewertungsmaß der von dem Patienten mit „ja" beantworteten Fragen der für die jeweilige Diagnose typischen Fragen dar. Die Krankheit mit dem am höchsten errechneten D.P. muß als die bei dem betreffenden Patienten vorliegende Krankheit angenommen werden. Der "diagnostic percentage" wird nach der folgenden Formel berechnet:

$$D.P. = \frac{\sum_j (SS_{jk} \times Y_j)}{\sum_j SS_{jk}} \times 100$$

für alle $SS_{jk} > 0$.

Im Nenner der Gleichung steht die Summe der gesamten möglichen SS_{jk} mit positivem Vorzeichen bei dieser Krankheit. Im Zähler steht die Summe aller SS_{jk} mit positivem Vorzeichen von den Fragen, auf die der Patient mit „ja" geantwortet hat.

$Y_j = 1$ für „ja"-Antworten zur Frage j.
$Y_j = 0$ für „nein"-Antworten zur Frage j.

Als Ergebnis dieser Berechnungen erhalten wir für jede Diagnose einen bestimmten $D.P.$-Wert. Die Diagnose mit dem höchsten $D.P.$ ist als wahrscheinlich zutreffend anzusehen. Der errechnete Wert ist ein Prozentwert und kann nicht mehr als 100 Prozent betragen.

Zur Stützung der errechneten Diagnose kann ein zweiter Faktor, der „consistency factor", bestimmt werden. Dieser Faktor stellt ein Maß für die „ja"-Antworten der Patienten mit den für eine bestimmte Diagnose atypischen Antworten dar. Wenn dieser Faktor positiv ist, kann er die Diagnose bestätigen, wenn er negativ ist, kann er sie jedoch ausschließen. So ist eine Diagnose mit dem höchsten $D.P.$-Wert und einem negativen $C.F.$-Wert weniger wahrscheinlich als eine Diagnose mit einem niedrigerem $D.P.$-Wert, aber mit einem positiven $C.F.$-Wert. Der „consistency factor" wird berechnet nach der Formel:

$$C.F. = \left(\frac{x}{z} \times \sum_j SS_{jk} \right) - \sum (SS_{jk} \times Y_j)$$

für alle SS_{jk}, die kleiner als 0 sind. Diese Größe drückt das Verhalten des Patienten auf diejenigen Fragen aus, auf die die Restgruppe (nicht Diagnose k) häufiger mit „ja" antwortet. Hier bedeutet $x =$ die Zahl der „ja"-Antworten mit negativem Vorzeichen bei dem betreffenden Patienten, und $z =$ Gesamtzahl der „ja"-Antworten auf die Fragen mit negativem SS_{jk} bei der entsprechenden Krankheitsgruppe. Die in der ersten Klammer genannte Summe der SS_{jk} bezieht sich auf die Gesamtzahl der negativen SS_{jk}, während in der zweiten Klammer die Summe der negativen SS_{jk} des Frageprofils des betreffenden Patienten bei der entsprechenden Krankheitsgruppe angeführt ist. In die Berechnungen werden die absoluten Beträge der SS_{jk} 0 (d. h. ohne Berücksichtigung ihres negativen Vorzeichens) einbezogen. Die Fragen, deren „ja"-Beantwortung gegen die Diagnose k sprechen, haben einen hohen negativen SS_{jk}-Wert. Ein negativer $C.F.$-Wert spricht demnach gegen die Diagnose k.

An einem vereinfachten Beispiel soll das Prinzip der Methode noch einmal erläutert werden:

Ein Patient mit den Symptomen S_1, S_2 und S_3 soll einer von 2 definierten Krankheitsgruppen K_1 und K_2 zugeordnet werden. Es muß vorausgesetzt werden, daß die diagnostischen Werte SS_{jk} für jedes Symptom bereits aus der Häufigkeitsverteilung eines größeren Basismaterials nach der angegebenen Formel ermittelt wurden. Für diese 3 Symptome seien die SS_{jk} angenommen mit 5,0, 25,0 und $-1,0$ bei einer Gesamtsumme aller SS_{jk} mit positivem Vorzeichen von 40,0 und der SS_{jk} mit negativem Vorzeichen von $-60,0$ für die Krankheit K_1. Für die Krankheit K_2 seien die SS_{jk} für die Symptome mit 1,0, $-2,0$ und 1,0, die Summe der SS_{jk} mit positivem Vorzeichen mit 3,0 und die der SS_{jk} mit negativem Vorzeichen von $-1,50$ bestimmt. Aus diesen Werten werden für jede Krankheit die $D.P.$- und die $C.F.$-Werte errechnet

$$D.P. = \frac{\sum_j (SS_{jk} \times Y_j)}{\sum_j SS_{jk}} \times \frac{100}{1}.$$

Mit den eingesetzten Werten ist

$$D.P. = \frac{5,0 + 25,0}{40,0} \times 100 = 75,0\%.$$

Anschließend erfolgt die Berechnung des $C.F.$

$$C.F. = \left(\frac{x}{z} \times \sum_j SS_{jk}\right) - \sum_j (SS_{jk} \times Y_j) = \left(\frac{1}{3} \times 60,0\right) - 1,0 = 19,0.$$

Nach Berechnung der $D.P.$- und $C.F.$-Werte für die Diagnose 1 müssen jetzt auch diese Werte für die zweite Diagnose berechnet werden:

$$D.P. = \frac{1,0 + 1,0}{60,0} \times 100 = 3,0\%$$

und

$$C.F. = \left(\frac{1}{3} \times 40,0\right) - 2,0 = -0,7.$$

Es wurden also für die Krankheit K_1 ein $D.P.$ von 75% und ein positiver $C.F.$-Wert errechnet, während für die Krankheit K_2 der $D.P.$-Wert nur 3,0% betrug und der $C.F.$-Wert ein negatives Vorzeichen hatte. Dieses bedeutet, daß die Krankheit K_1 als die bei dem betreffenden Patienten vorliegende Krankheit angenommen werden muß, während das Vorliegen der Krankheit K_2 als sehr unwahrscheinlich angesehen werden kann.

In der Literatur haben bisher als einzige Autoren GLEDHILL und MATHEWS (1970) das CALM-System in der Diagnostik angewendet. Sie diagnostizierten aus 95 anamnestischen und klinischen Merkmalen folgende Krankheiten: Myocardinfarkt, Diabetes, Asthma, Alkoholismus, rheumatische Arthritis, chron. Hepatitis, chron. Bronchitis, Pyelonephritis, Magenulkus, Leberzirrhose, essentielle Hypertonie, Herzfehler, Glomerulonephritis und Depression. Aus 484 Fragebögen wurden die diagnostischen Werte der einzelnen Fragen für die Diagnosen berechnet. Mit Hilfe dieser Basisdaten wurden dann bei 45 neuen Patienten für jede mögliche Diagnose der „diagnostic percentage" und der „consistency factor" errechnet. Die Diagnose mit dem höchsten $D.P.$-Wert und einem $C.F.$ mit positivem Vorzeichen wurde als die Vorliegende angesehen. Diese Diagnose konnte zusätzlich statistisch durch einen sogenannten „discriminatory value" gestützt werden.

GLEDHILL und MATHEWS konnten in ihrem Krankengut mit dieser Methode in 69% der Fälle die zutreffende richtige klinische Diagnose stellen. Diese Methode ermöglichte es auch, bei Vorliegen von mehreren Krankheiten mehrere Diagnosen zu stellen. In einem direkten Vergleich am gleichen Krankengut stellten die Kliniker nur in 42% der Fälle die zutreffende Diagnose, und nach den BAYESschen Berechnungen konnten sogar nur 36% der Fälle richtig klassifiziert werden. Die größere Treffsicherheit des CALM-Systems konnte statistisch gesichert werden. In einer späteren Arbeit wendeten GLEDHILL et al. (1972) dieses Modell für die Unterscheidung von nur 2 Diagnosen, Bronchitis und „Nicht-Bronchitis" an. Sie erreichten bei diesen Untersuchungen in 96% der Fälle die richtige zutreffende Diagnose.

Ein ähnliches empirisches Modell wandten BRODMAN, WOERKAM und Mitarb. (1959, 1961, 1966) an. Sie nanntes es CMI = Cornell Medical Index Health Questionnaire. Es wurden hiermit 60 verschiedene Krankheiten auf Grund von 150 anamnestischen und klinischen Merkmalen diagnostiziert. Auch hier wurden vorher die Wertigkeiten der einzelnen Merkmale bzw. Fragen berechnet. Am gleichen Krankengut wurden von den Klinikern in 43% der Fälle und durch das CMI-System in 48% der Fälle die richtige klinische Diagnose gestellt. Auch hier war eine Verbesserung der diagnostischen Treffsicherheit durch einen EDV-Einsatz nachweisbar.

Sowohl das CALM als auch das CMI-System wurden bisher nicht in der computerunterstützten Röntgendiagnostik angewendet.

Die Anwendbarkeit des CALM-Systems in der EDV-unterstützten Röntgendiagnostik peripherer Lungenprozesse überprüften erstmalig ROTTE und SCHWARZ (1974).

Um diese Methode bei der Vielzahl von Einzelsymptomen praktikabel zu machen, wurden aus der Häufigkeitsmatrix empirisch 42 Symptome ausgewählt. Es handelte sich hierbei um solche Merkmale, die in ihrer Häufigkeitsverteilung in den einzelnen Krankheitsgruppen unterschiedlich waren und von denen sich ein bestimmter differentialdiagnostischer Aussagewert annehmen ließ. Aus dem Symptomverteilungsmuster von 420 Fällen (250 Karzinome, 50 benigne Tumoren und 120 tuberkulöse Herde) errechneten sie die diagnostischen Wertigkeiten für jedes Symptom in jeder Krankheitsgruppe. In der folgenden Tabelle sind die diagnostischen Werte SS_{jk} der einzelnen Röntgensymptome angegeben.

Tabelle 9. Der diagnostische Wert der verwendeten Röntgensymptome

Frage	Karzinome	benigne Tumoren	Tuberkulome
1. Pat. männlich	0,24	−0,59	−0,15
2. Pat. unter 40 J.	−38,25	0,10	13,26
3. Pat. 40—49 J.	−5,83	1,28	2,47
4. Pat. 50—59 J.	−0,01	0,08	−0,01
5. Pat. über 60 J.	9,30	−2,47	−14,95
6. Herd im Oberlappen	−0,03	−1,09	0,78
7. Herd im Mittellappen	−0,01	0,16	−0,01
8. Herd in rechter Lunge	−0,01	0,01	−0,04
9. Herd in Zone III	−0,46	0,11	0,72
10. Größe bis 2 cm ⌀	−1,09	−0,05	4,85
11. Größe 2—2,9 cm	−0,16	0,07	0,21
12. Größe 3—3,9 cm	0,02	−0,06	−0,01
13. Größe 4—4,9 cm	0,17	0,11	−1,56
14. Größe 5—5,9 cm	0,04	0,01	−0,39

Tabelle 9 (Fortsetzung)

Frage	Karzinome	benigne Tumoren	Tuberkulome
15. Größe über 6 cm ⌀	0,11	0,01	−0,59
16. keine Verlaufsserie	−0,60	0,03	1,30
17. Wachstum in 3 Mon.	26,31	−33,00	−24,69
18. Wachstum in 3—6 Mon.	0,08	−0,05	−0,10
19. Wachstum nach 6 Mon.	−0,01	0,01	0,01
20. Herd ist rund/oval	−0,27	0,73	0,07
21. Herd asymmetrisch	0,22	−0,80	−0,10
22. Herd ist homogen	−0,79	7,84	−0,01
23. Herd ist inhomogen	0,45	−5,37	0,01
24. Herd ist dicht	−0,02	3,30	−0,08
25. scharf, regelmäßig	−2,31	7,84	0,28
26. scharf, unregelmäßig	−0,01	0,27	−0,22
27. unscharf, unregelmäßig	3,61	−19,17	−1,71
28. Kalkeinlagerungen	−1,92	0,49	0,66
29. keine Höhlen	−0,10	−1,78	1,70
30. Höhle mit glatter u. dünner Wand	−0,01	0,01	0,04
31. Höhle glatt, dick	−0,01	−0,03	0,06
32. Höhle unregelmäßig, dünn	−0,01	0,01	0,01
33. Höhle unregelmäßig, dick	−0,08	−0,20	0,06
34. Höhle zentral gelegen	−0,01	−0,03	0,15
35. RIGLERsches Zeichen	1,62	−0,31	−1,27
36. Trabanten	−2,19	−0,13	16,26
37. entzündl. Veränderungen	0,11	0,01	−0,28
38. Herd grenzt an Pleura	0,06	0,04	−0,42
39. Pleura verdickt	0,92	−0,04	−0,01
40. Lymphknotenvergr.	1,53	−1,50	−1,02
41. Vorliegen spezifischer Veränderungen	−0,41	−10,80	7,09
42. Vorhandensein klinischer Symptome	0,70	−0,07	−1,55
$\sum SS_{jk}$ ($SS_{jk} > 0$)	45,49	22,49	50,92
$\sum SS_{jk}$ ($SS_{jk} < 0$)	−54,60	−77,53	−49,17

Schwierigkeiten ergaben sich bei der Berechnung der SS_{jk} für diejenigen Symptome, die bei einer der 3 Krankheitsgruppen in der Häufigkeitsmatrix nicht vorkamen, wie z. B. das Symptom Höhlenbildungen, das in der Gruppe der benignen Tumoren fehlte. Wenn z. B. der Nenner RFP_{jk} des Bruches in SS_{jk} Null wird, ist die Anwendung der Formel für die Errechnung der SS_{jk} nicht möglich. Es erwies sich hier als zweckmäßig, für diese Frage eine Häufigkeit von mindestens 1 anzunehmen, um dann die weiteren Berechnungen durchführen zu können. Das heißt, es wurde bei einem der Patienten mit einem benignen Tumor das Vorliegen einer Höhlenbildung angenommen, obwohl nach der Häufigkeitsverteilung in keinem einzigen Fall von benignem Tumor eine Höhle beobachtet worden ist. Diese Notwendigkeit trat nur in der Gruppe der gutartigen Tumoren bei den Symptomen Höhlenbildungen, RIGLERsches Zeichen und Lymphknotenvergrößerungen auf. Wie aber die weiteren Berechnungen zeigten, war diese Abänderung ohne Einfluß auf die diagnostischen Ergebnisse, da die für diese Symptome bestimmten diagnostischen Werte nur sehr klein waren.

Als indifferente Symptome mit einem sehr niedrigen diagnostischen Wert erwiesen sich beim Karzinom die Lokalisation in der rechten Lunge, eine scharfe, unregelmäßige Herdkontur, sowie unregelmäßige dünne oder glatte dicke Höhlenwände. Bei den benignen Tumoren waren von geringem diagnostischen Wert die Lokalisation im Mittellappen, ein nachweisbares Wachstum nach 6 Monaten sowie der Nachweis von Pleuraverdichtungen. Bei den tuberkulösen Herden zeigten sich als indifferente Merkmale die Lokalisation im Mittellappen, eine Größe von 3—3,9 cm, unregelmäßig begrenzte Höhlenwand sowie Pleuraverdickungen.

Einen hohen Wert für die Karzinomdiagnose hatten nach diesen Berechnungen die Merkmale Patientenalter über 60 Jahre, ein innerhalb von 3 Monaten nachweisbares Wachstum, unscharfe und unregelmäßige Herdkonturen sowie das Vorliegen des RIGLERschen Zeichens und von Lymphknotenvergrößerungen. Einen hohen negativen diagnostischen Wert, der eine Ausschlußdiagnose begünstigte, zeigten das Alter unter 40 Jahren, eine Herdgröße unter 2 cm Durchmesser, eine scharfe gleichmäßige Herdbegrenzung, Kalkeinlagerungen sowie das Vorliegen von Trabantenherden.

Für die Diagnose eines benignen Tumors erwiesen sich von hohem diagnostischen Wert eine homogene Herdstruktur mit relativ großer Schattenintensität sowie eine scharfe und regelmäßige Randkontur. Einen hohen negativen Wert hatten das Alter über 60 Jahren, ein nachweisbares Wachstum innerhalb von 3 Monaten, eine inhomogene Herdstruktur, unregelmäßige und unscharfe Randkonturen sowie das Vorliegen von Höhlenbildungen und Lymphknotenvergrößerungen. Für die Diagnose tuberkulöser Herd sprachen ein Alter unter 50 Jahren, eine Herdgröße unter 2 cm Durchmesser, das Vorliegen von Einschmelzungen bzw. Kavernen, Trabantenherden und anderen spezifischen Veränderungen. Einen hohen diagnostischen Wert mit negativem Vorzeichen zeigten das Patientenalter über 60 Jahren, ein nachweisbares Wachstum innerhalb von 3 Monaten, unscharfe und unregelmäßige Randkonturen sowie Lymphknotenvergrößerungen und das Vorliegen von klinischen Symptomen. Alle anderen Merkmale zeigten nur einen niedrigen, indifferenten diagnostischen Wert, der nur in der Summierung bedeutungsvoll werden konnte.

Die Fragen wurden bei dieser Methode so gestellt, bzw. die Symptome so gewählt, daß ihre Verneinung eine Alternative darstellte und auch ein in Frage kommendes, zum Symptomkomplex gehörendes, aber nicht zusätzlich abgefragtes Symptom berücksichtigt wurde. Wenn z. B. die Frage nach dem männlichen Geschlecht verneint wurde, so ergab sich als Alternative, daß der Patient weiblich sein mußte.

Nach den angegebenen Formeln errechneten ROTTE und SCHWARZ (1974) für jeden Patienten für jede der 3 in Frage kommenden Diagnosegruppen das „diagnostic percentage,, und den „consistency factor". Die Diagnose, für die der höchste $D.P.$-Wert sowie ein positiver $C.F.$-Wert errechnet wurde, wurde als vorliegende Krankheit diagnostiziert.

In der Regel betrugen die errechneten $D.P.$-Werte über 70—80%, sie konnten aber in einzelnen Fällen auch niedriger für die zutreffende Diagnose sein.

Die Rechnungen, nach diesem für eine computerunterstützte Diagnostik vorgesehenen mathematischen Modell ließen sich auch in einem vertretbaren zeitlichen Aufwand an einem Tischrechner durchführen.

ROTTE und SCHWARZ (1974) führten die Rechnungen nach dem CALM-System bei insgesamt 300 Patienten durch, die aus dem Gesamtmaterial stammten und die auch die 175 Patienten beinhalteten, bei denen bereits die BAYESschen Berechnungen durchgeführt worden waren.

Die Ergebnisse sind in der folgenden Tabelle zusammengefaßt.

Tabelle 10. Finaldiagnosen und nach dem CALM-System errechnete Diagnosen

Finale Diagnose	errechnete Diagnose		
	Karzinom	benigner Tumor	tuberk. Herd
Karzinome n = 150	133 88,67%	7 4,67%	10 6,66%
benigne Tumoren n = 50	1 2,00%	48 96,00%	1 2,00%
tuberkulöse Herde n = 100	14 14,00%	29 29,00%	57 57,00%

Insgesamt wurden mit dieser Methode die zutreffenden, mit dem histologischen Befund übereinstimmenden Diagnosen bei 238 von 300 Patienten = 79,33% gestellt. In den einzelnen Krankheitsgruppen finden sich sehr unterschiedliche Trefferquoten. Die höchste Quote der richtigen Diagnosen zeigten die gutartigen Tumoren mit 96% und die Karzinome mit über 88%. Bei den tuberkulösen Herden ließen sich dagegen mit 57% in einem auffallend niedrigen Prozentsatz die richtigen Diagnosen stellen. In 29% war die falsche Diagnose benigner Tumoren errechnet worden, was jedoch für den Patienten keine entscheidende Änderung der Prognose bedeutet. Es fallen jedoch die 14% der tuberkulösen Herde schwer ins Gewicht, bei denen die Fehldiagnose Karzinom gestellt wurde und damit die Indikation zu weiteren, für den Patienten unter Umständen schicksalhaften Entscheidungen. Eine ähnlich gravierende Fehldiagnose mit entsprechenden Fehlentscheidungen als weitere Konsequenz liegt auch bei den 11,4% der Karzinome vor, die als gutartige Lungenprozesse diagnostiziert wurden.

Bei einer groben Unterscheidung in maligne und benigne Lungenprozesse erscheinen die Ergebnisse günstiger. Hiernach wären nur 15 von 150 gutartigen Herden = 10% sowie 17 von 150 Karzinomen = 11,4% falsch diagnostiziert worden. Jedoch sollen diese groben Differenzierungen nicht das angestrebte Ziel einer Diagnostik mit mathematischen Modellen sein.

Die Anwendung des GLEDHILLschen CALM-Systems brachte eine Verbesserung der diagnostischen Treffsicherheit gegenüber der ärztlichen Diagnostik und vor allem gegenüber den BAYESschen Berechnungen. So ließen sich nach dem Chi-Quadrat-Test die Verbesserung der Treffsicherheit der Karzinomdiagnose von 65,4% nach der BAYESschen Formel auf 88,6% nach dem CALM-System mit einer Signifikanz von 0,05 statistisch sichern, bei den benignen Tumoren war die Erhöhung der Treffsicherheit mit 0,01 statistisch signifikant.

Als Vorteil dieser Methode gegenüber der BAYESschen Formel betrachteten GLEDHILL und MATHEWS die wirksamere Verwendung von abhängigen Daten sowie die Möglichkeit, mehrere Diagnosen stellen zu können. Weiterhin ermöglicht diese Methode die quantitative Untersuchung der diagnostischen Wertigkeiten der einzelnen Merkmale für jede Krankheit und läßt eine gesonderte Interpretation von positiven und negativen Diagnosewerten bei der Diagnosefindung zu. Diese positiven Werte der für eine bestimmte Krankheit typischen Symptome und die negativen diagnostischen Werte für atypische Symptome sind ein besonderes Merkmal dieser Methode. Sie drücken das Maß der Wertigkeit jedes einzelnen Symptoms für jede Krankheit aus. Jede Entscheidung bei neuen Patienten kann dem diagnostischen Profil zugefügt werden, daher „learning model".

Mit der Berechnung der diagnostischen Werte für jedes einzelne Röntgensymptom reicht die Bedeutung dieser Methode über den Rahmen der EDV-unterstützten Diagnostik hinaus. Anhand eines Katalogs gewichteter Symptome kann auch in der konventionellen Diagnostik die Diagnosefindung positiv beeinflußt werden.

Als Nachteil der Methode muß die Tatsache betrachtet werden, daß auf Grund des Basismaterials das System seine spezielle Bedeutung nur für die entsprechende Klinik hat. Von anderen Kliniken ist es auf Grund der unterschiedlichen Zusammensetzung des Patienten-Materials nur bedingt anwendbar. Diese Einschränkungen müssen jedoch für alle mathematischen Systeme gelten, die auf einer Symptommatrix, die aus dem speziellen Krankengut einer Klinik entstanden ist, basieren.

Bei diesem Verfahren handelt es sich, wie auch bei dem BAYESschen Theorem um eine auf univariate Betrachtung beruhende Bewertung, bei der keine echt multivariate Verarbeitung stattfindet. Hat man nämlich ein Symptom, das in jeder Krankheitsgruppe gleich häufig auftritt, so erhält dieses im CALM-System für jede Krankheit den diagnostischen Wert 0 und trägt überhaupt nicht zur Diagnosestellung bei. Es gibt aber durchaus Symptome dieser Art, die für die Diagnostik wesentlich sind. Dieses noch nicht befriedigende Ergebnis der Berechnungen nach dem CALM-System bei den genannten Nachteilen geben die Veranlassung dazu, die Anwendungsmöglichkeiten und den Einfluß von mehrdimensionalen Verfahren auf die diagnostische Treffsicherheit zu untersuchen.

7.4. Die Diskriminanzanalyse

Zweck der Diskriminanzanalyse (DA) ist die Trennung verschiedener Gesamtheiten bzw. Krankheitsgruppen und die Zuordnung von z. B. Patienten mit fraglicher Diagnose zu einer der Krankheitsgruppen. Nach LINDER (1963) werden diese Methoden auch als Trennverfahren bezeichnet. Diese Trennverfahren bieten sich nach KOLLER (1967) als die dem diagnostischen Problem entsprechende Methode an. Trennverfahren sind also mathematisch-statistische Ansätze, mit denen ein Patient, auf Grund einer Reihe von Merkmalen, die korreliert oder unkorreliert sein können, derjenigen von mehreren Krankheitsgruppen zugeordnet wird, zu deren Merkmalsverteilung bzw. Symptommuster er am besten paßt. Die Häufigkeitsverteilungen eines Merkmals, gemessen in jeder der Gesamtheiten bzw. Diagnosen, können sich oft überdecken. Daher ist die Trennung bzw. Zuordnung eines Patienten zu einer der Krankheitsgruppen auf Grund nur eines Merkmals in den seltensten Fällen möglich. Bei vielen, für eine Diagnose in Frage kommenden, sich überlappenden Symptomen kann eine Linearkombination von Symptomen in eine Diskriminanzfunktion zusammengefaßt werden. Die Werte dieser Funktion, nach E. WEBER (1972) als Rechenmaße bezeichnet, überdecken sich weniger als die Einzelmerkmale, im günstigsten Fall überhaupt nicht. In diesem Falle wäre die völlige Trennung und Zuordnung fraglicher Fälle zu einer der Diagnosegruppen erreicht.

Die Diskriminanzanalyse ermöglicht also

1. die Prüfung der Frage, ob und inwieweit sich Gruppen von Patienten, die durch eine Reihe qualitativer und quantitativer Merkmale gebildet werden, unterscheiden, und

2. kann die Einordnung fraglicher neuer Patienten in eine oder mehrere vorhandene Diagnosegruppen stattfinden.

Die bekanntesten Methoden sind die lineare Diskriminanzanalyse (FISHER 1936) und die quadratische Diskriminanzanalyse (WELCH 1939).
Ausführliche Darstellungen der Diskriminanzanalysen sind zu finden bei RAO (1952, 1965), ANDERSON (1958), LÄUTER (1974), WEBER (1972), HOFER (1974).
In den Untersuchungen von ROTTE und MEISKE (1974, 1975) kamen die Methoden der linearen und der quadratischen Diskriminanzanalyse zur Anwendung. Das Vorgehen soll kurz beschrieben werden:
Jedem Patienten wurde ein Merkmalsvektor $X_i^r = (x_{i1}^r \cdots x_{in}^r)$ zugeordnet. Dabei bezeichnet r die Diagnosegruppe, der er angehört ($r = 1$, Karzinom, $r = 2$, benigner Tumor, $r = 3$, tuberkulöser Herd), i die laufende Nummer des Patienten in seiner Gruppe, n = die Anzahl der gestellten Fragen (die Einzelsymptome wurden in Form von Alternativfragen erfaßt) und x_{ij}^r die Antwort auf die j-te Frage, wobei dieser Ausdruck bei Bejahung gleich 1 gesetzt wird und bei Verneinung gleich Null.

Es seien
$$\mu_j^r = \frac{1}{m_r} \sum_{i=1}^{m_r} x_{ij}^r$$
und
$$s_{jk}^r = \frac{1}{m_r - 1} \sum_{i=1}^{m_r} (x_{ij}^r - \mu_j^r)(x_{ik}^r - \mu_k^r)$$

die Stichprobenmittel bzw. Stichprobenkovarianzen innerhalb der r-ten Gruppe. (m_r = Anzahl der Patienten in der r-ten Gruppe)

Weiter seien $S^r = (s_{jk}^r)$ $\quad j = 1, \ldots, n \quad k = 1, \ldots, n$

die Kovarianzmatrizen der Merkmale für die Gruppen

$$S = \frac{1}{m_1 + m_2 + m_3 - 3} \sum_{r=1}^{3} (m_r - 1) S^r$$

die Kovarianzmatrix der Merkmale gemittelt über die Gruppen und S_{jk} der Elemente der zu S inversen Matrix S^{-1}.

Die lineare Trennfunktion wird durch

$$L^r = \sum_{j=1}^{n} \left(\sum_{k=1}^{n} s_{jk}^r \mu_k^r \right) X_j - \frac{1}{2} \sum_{j=1}^{n} \sum_{k=1}^{n} s_{jk} \mu_j^r \mu_k^r + \ln \pi x$$

$[\pi_r = m_r/(m_1 + m_2 \cdot m_3)]$ definiert.

Unter der Voraussetzung gleicher Kovarianzmatrizen S^r in den Gruppen wird die Wahrscheinlichkeit einer Fehldiagnose minimal, wenn jeder Patient der Gruppe zugeordnet wird, für die sich der größte L^r-Wert ergibt.

Da es bei der Zuordnung nur auf die Größenbezeichnung der L^r ankommt, kann diese auch mit Hilfe der beiden Funktionen $\mu = L^1 - L^3$, und $v = L^2 - L^3$ oder daraus linear abgeleiteter Funktionen x, y erfolgen.

Weil die Variablen x_{ij}^r nur die Werte 0 und 1 annehmen können, ist sicher, daß die Vektoren X^r nicht normalverteilt sind. Außerdem sind die Stichprobenkovarianzen S^r so stark voneinander verschieden, daß sie nicht als Realisierungen ein und derselben Kovarianzmatrix angesehen werden können. Da die Voraussetzung über die Gleichheit der Kovarianzen zwischen den Gruppen nicht erfüllt war, haben ROTTE und MEISKE (1974) die lineare Diskriminanzanalyse nicht konsequent zu Ende geführt. Vielmehr wurden für jeden Patienten die Werte z_1, z_2 bzw. x, y berechnet und diese einer quadratischen Diskriminanzanalyse unterzogen. Die Trennung der Gruppen war besser als bei der rein linearen Diskriminanzanalyse und nur wenig schlechter als bei der quadratischen Diskriminanzanalyse. Außerdem kamen wir so zu Entscheidungsregeln, die auch ohne Computer benutzt werden können, was ohne Reduzierung auf nur zwei Rechenmaße x, y nicht möglich ist. Geometrisch wird durch diese Rechenmaße so jedem Patienten ein Punkt der $z_1 z_2$-Ebene zugeordnet.

Als Regel, nach der ein Punkt zu einem Punkthaufen zuzuordnen ist, wenn unbekannt ist, zu welchem er gehört, muß nun die quadratische Diskriminanzanalyse angegeben werden.

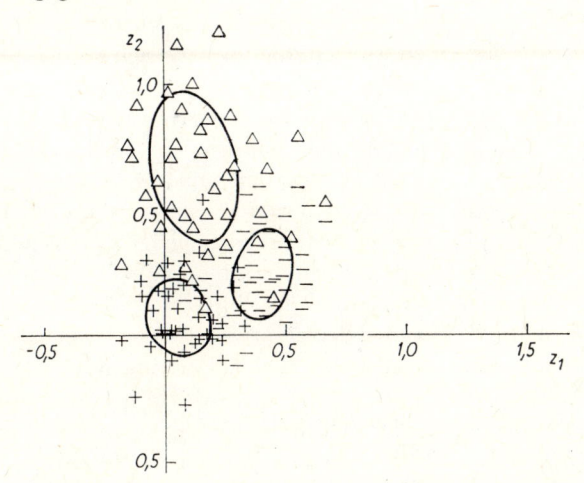

Abb. 30. Streuungsellipsen nach der Diskriminanzfunktion

Für die quadratische Diskriminanzanalyse wurden analog zu μ_j^r und s_{jk}^r ($j, k = 1, ..., n$) die Werte v_j^r und b_{jk}^r ($j, k = 1, 2$) aus den Rechenmaßen x, y der Patienten in den Gruppen berechnet. Nur wurden jetzt die Matrizen $B^r = (b_{jk}^r)$ einzeln invertiert. Die Elemente von $(B^r)^{-1}$ seien B_{jk}^r.
Als quadratische Trennfunktion diente

$$Q^r = B_{11}^r(Z_{i1} - v_1^r)^2 + 2B_{12}^r(Z_{i1} - v_1^r)(Z_{i2} - v_2^r) + B_{22}^r(Z_{i2} - v_2^r)^2$$

wobei der Patient der Gruppe zugeordnet wurde, für die die Funktion

$$\pi F_{2, m_r - 2} \frac{Q}{r} \cdot \left(\frac{m_r + 1}{m_r}\right)$$

ihren größten Wert annahm. $F_{2, m_r - 2}$ ist die Verteilungsfunktion der F-Verteilung von FISHER mit $2, m_2 - 2$ Freiheitsgraden.
Q^r ist das Quadrat des Abstandes des betrachteten Punktes vom Mittelpunkt v_1^r, v_2^r bezogen auf die Ausdehnung der Streuungsellipse. Die Regel ist eine Verallgemeinerung der Minimax-Regel im Falle zweier Klassen. Bei der Minimax-Regel wird das Maximum der Wahrscheinlichkeiten $p_{r,t}$ einer irrtümlichen Zuordnung eines Patienten der r-ten Gruppe in die t-te zum Minimum (ANDERSON 1958). Für 3 Klassen ist sie zwar keine exakte Minimax-Regel, jedoch kamen ROTTE und MEISKE hiermit zu befriedigenden Ergebnissen. Da zur Formulierung dieser Entscheidungsregel die a-priori-Wahrscheinlichkeiten π_r nicht benötigt werden, kann die erhaltene Regel auch zur Erprobung in anderen Kliniken empfohlen werden.
Ein Nachteil der linearen Diskriminanzanalyse ist nach VICTOR et al. (1972) die

Voraussetzung gleicher Kovarianzmatrizen und der negative Einfluß ungleicher Kovarianzmatrizen auf die Trennfähigkeit. Um diesen Nachteil zu vermeiden, wendeten VICTOR et al. (1972) DUDECK und Mitarb. (1963), wie auch PIPBERGER et al. (1968) eine nicht-lineare Diskriminanzanalyse an. VICTOR faßte mehrere Größen jeweils zu neuen Variablen zusammen, die im Vergleich zu den ursprünglichen Variablen einen wesentlich größeren Wertebereich hatten. Anschließend wurde ein Teil der neuen Größen transformiert, wenn die Betrachtung der Häufigkeitsverteilungen innerhalb der Gruppen dieses notwendig erscheinen ließ. Als Gründe für die Variablenreduktion gab VICTOR den unnötig großen Rechenaufwand an und die Tatsache, daß viele der Symptome nur selten auftreten. Das Problem hierbei ist jedoch, daß der Informationsverlust möglichst klein gehalten werden mußte, um die Trennfähigkeit nicht zu vermindern.

Ausgehend von dem FISHERschen Verfahren der linearen Diskriminanzanalyse, das eine GAUSSsche Normalverteilung bei den zu prüfenden Gesamtheiten voraussetzt, konstruierte PENROSE (1947) zur rechnerischen Vereinfachung aus den einzelnen Merkmalen zwei Rechenmaße, auf die er das Prinzip der FISHER-Analyse anwandte. PENROSE wandte 1945 die Diskriminanzanalyse in der Diagnostik psychiatrischer Erkrankungen an. Im deutschsprachigen Schrifttum gehörte R. K. BAUER (1954) zu den ersten Autoren, die die Diskriminanzanalyse beim erbbiologischen Vaterschaftsnachweis anwandte und der die Methode in der DDR und BRD publik machte. Bei unterschiedlicher Varianz der Merkmale hat sich die Anwendung der quadratischen Diskriminanzanalyse nach WELCH (1939) in der medizinischen Diagnostik bewährt.

Über die Anwendung der Diskriminanzanalyse in der Diagnostik von Schilddrüsenerkrankungen wurde von WAYNE (1960), OVERALL und WILLIAMS (1961) und von BURBANK (1963) berichtet. BURBANK konnte bei der Differenzierung von 3 verschiedenen Schilddrüsenerkrankungen mit dieser Methode in 96% der Fälle die richtige Diagnose stellen. Für die psychiatrische Diagnostik wurde diese Methode von MELTON (1963) und von WUNDERLICH (1963) benutzt.

BOGDANIK wandte diese Methode 1964 bei der Differenzierung des Diabetis mellitus und des Gegenregulationsdiabetis an. ÜBERLA (1967) erzielte in 91% der Fälle zutreffende Diagnosen bei der Differenzierung der multiplen Sklerose von atrophischen Hirnprozessen. RAO (1970) berichtete über die Anwendung der Diskriminanzanalyse bei der Bewertung der Bedeutung der Steroid-Ausscheidung bei Patienten mit Lungenkarzinomen.

Über weitere Anwendungsmöglichkeiten der Diskriminanzanalyse berichteten WOLFF und LÄUTER in der klinischen Diagnostik der Gastritis (1971), LÄUTER et al. (1971) in der Hypertonie-Diagnostik, sowie VICTOR et al. (1972) in der Vergiftungsdiagnostik. ENGELKE (1969) kam in ca. 80% der Fälle zu richtigen Diagnosen bei der Ekzemdiagnostik.

PARK und Mitarb. benutzten die Diskriminanzanalyse in der Röntgendiagnostik der chronischen Arthritis der Halswirbelsäule (1969). TEMPLETON und Mitarb. (1970) erprobten die Diskriminanzanalyse in der Röntgendiagnostik von Herzerkrankungen und kamen in 74% der Fälle zu richtigen Diagnosen. FRIEDMANN et al.

(1973) bewerteten die einzelnen Kriterien der angeborenen Vitien im Säuglings- und Kleinkindesalter im Thoraxübersichtsbild mit Hilfe der Diskriminanzanalyse.

Von RICHTER und Mitarb. (1974), wurde mit Hilfe der mehrdimensionalen Diskriminanzanalyse nachgewiesen, daß relevante Kriterien der Herzkonfiguration metrisch in einfachen linearen Maßen repräsentiert werden können und somit eine Automatisierung der Schirmbildauswertung zur Erfassung von Herz-Kreislauf-Krankheiten möglich wird.

PIPBERGER et al. (1968) stellten mit der nicht-linearen Diskriminanzanalyse eine Differentialdiagnostik der „Brustschmerzen". Hierbei wurde aus einer großen Anzahl von anamnestischen Daten, Krankheitssymptomen und Laborbefunden der Versuch unternommen, diejenigen zu identifizieren, die optimal zur Charakterisierung eines Krankheitsbildes beitragen und außerdem zwischen verschiedenen Krankheitsbildern differenzieren. Um optimale Diskriminatoren zwischen verschiedenen Krankheiten zu bestimmen, wurde zunächst eine Vierfeldertafel-Analyse mit einem Chi-Quadrat-Test verwandt. Anamnestische Daten und Krankheitssymptome dominierten hierbei. Von 498 verschiedenen Informationen erreichten nur 46 ein Chi-Quadrat-Niveau, das als Minimum für eine effektive Diskriminierung angesehen werden konnte. Mit der Diskriminanzfunktion konnte die Anzahl der signifikanten Symptome auf 10 reduziert werden. Bei mehr als 95% von insgesamt 1000 Patienten mit Koronar-Erkrankungen und Pneumonien konnten PIPBERGER et al. mit dieser kleinen Anzahl von Krankheitsfaktoren korrekt klassifizieren.

In der Diagnostik des Bronchialkarzinoms wurde die lineare Diskriminanzanalyse zum ersten Mal von HOLLINGWORTH (1959) angewendet. Zu den Berechnungen wurden 14 Merkmale benutzt wie Alter, Geschlecht, Gewichtsverlust, Hämoptoen, Dyspnoe, Husten, Sputumbefunde, Thoraxschmerzen, Zeichen lokaler und Fernausdehnung, Bronchoskopiebefunde, Röntgenbefunde und zytologische Befunde. Es wurden keine differenzierteren Röntgenbefunde, sondern nur grobe Merkmale wie hiläre oder periphere Lokalisation (nur 15% der Karzinome waren peripher lokalisiert), sowie Ausdehnung und Art der Herdbildung unterschieden. Unter diesen Merkmalen dürften den bronchoskopischen und zytologischen Befunden eine größere Bedeutung als z. B. den Röntgenbefunden zukommen. Nach Bestimmung der relevanten Symptome wurde in einem Krankengut von 200 Patienten (97 Bronchialkarzinome und 103 „Nicht-Karzinome") die Diagnose errechnet. Hierbei kam HOLLINGWORTH in 85% der Fälle zu richtigen, mit dem histologischen Befund übereinstimmenden Diagnosen.

Ausführlichere Untersuchungen über die Anwendungsmöglichkeiten und Treffsicherheit der Diskriminanzanalysen führten ROTTE und MEISKE (1974, 1975), bzw. MEISKE und ROTTE (1974) durch. Aus der ursprünglichen Symptommatrix wurden die 35 Merkmale ausgewählt, die sich in den einzelnen Krankheitsgruppen in ihren Häufigkeiten unterschieden.

Alle Merkmale wurden als Alternativfragen abgefragt, die nur mit „ja" oder „nein" beantwortet werden konnten. Die Verneinung wies u. U. auf ein ergänzendes Merkmal hin, das nicht zusätzlich abgefragt wurde.

Die Berechnungen erfolgten an einem Robotron 300 mit einem ALGOL-Programm.

Als Merkmale wurden berücksichtigt: männliches Geschlecht, Alter unter 40 Jahren, zwischen 40 und 50 Jahren, zwischen 50 und 60 Jahren, über 60 Jahren, die Lokalisation im Ober-, Mittellappen, in der rechten Lunge, in der Zone III (Lungenmantel), die Größe bis 2,0 cm, von 2,0 bis 2,9 cm, von 3,0 bis 3,9 cm, von 4,0 bis 4,9 cm und über 5 cm Durchmesser; Herdform rund, Herdform asymmetrisch; homogene, inhomogene Struktur, dichte Schattenintensität (dichter als die benachbarten Rippen); scharfe und regelmäßige, scharfe und unregelmäßige sowie unscharfe und unregelmäßige Herdbegrenzung; Kalkeinlagerungen; Vorhandensein von Einschmelzungen, Form und Lage der Höhlenbildungen; RIGLERsches Zeichen (Nabelbildung); Trabantenherde, perifokale Pleuraverdickung; Lymphknotenvergrößerungen, zusätzliche tuberkulöse Lungenveränderungen und das Vorhandensein von klinischen Symptomen. Auch ein röntgenologisch nachweisbares Größenwachstum wurde in einem der Ansätze berücksichtigt.

Zunächst wurden die Berechnungen nach den Diskriminanzanalysen bei allen Fällen der 3 Krankheitsgruppen durchgeführt, ohne Berücksichtigung des Vorliegens einer Verlaufsserie und ohne das Merkmal Wachstum. Dieser Ansatz ist der eigentlich erstrebenswerte Ansatz, da es in der Praxis darauf ankommt, eine möglichst große Anzahl peripherer Lungenprozesse schon nach ihrer Erst-Erfassung in die richtige Krankheitsgruppe einzuordnen unter Vermeidung längerer Verlaufskontrollen und der daraus resultierenden Verschleppung der Erkrankung. In den ersten Berechnungen wurden die Diagnosen für die Patienten bestimmt, aus denen die Symptomverteilungsmatrix aufgestellt worden war und aus denen die Koeffizienten berechnet worden waren. Diese Patienten wurden also reklassifiziert.

Tabelle 11. Finaldiagnose und Computerdiagnose nach Diskriminanzanalyse (ohne Wachstum als Merkmal)

Finale Diagnose	Computerdiagnose		
	Karzinom	benigner Tumor	Tuberkulom
Karzinom n = 320	284 88,75%	17 5,31%	19 5,94%
benigner Tumor n = 54	7 12,96%	42 77,78%	5 9,26%
Tuberkulom n = 108	18 16,67%	6 5,56%	84 77,78%

Insgesamt zutreffende Diagnosen bei 410/482 = 85,06%

Insgesamt konnten also 410/482 Fälle = 85% mit Hilfe der Diskriminanzanalyse ohne Berücksichtigung einer Verlaufsserie richtig, d. h. in Übereinstimmung mit dem histologischen Befund, reklassifiziert werden. Bei einer Unterscheidung von Karzinom und „Nicht-Karzinom" sind mit diesem Ansatz fast 89% der Karzinome und 85% der gutartigen Lungenprozesse richtig diagnostiziert.

In einem zweiten Ansatz wurden nur die Patientengruppe berücksichtigt, die nicht für die Aufstellung der Matrices herangezogen worden waren, die also echt neu klassifiziert wurden. Die Ergebnisse dieser Berechnungen zeigt die Tabelle 12.

Tabelle 12. Finaldiagnose und Computerdiagnose (ohne Merkmal Wachstum) Klassifizierung

Finale Diagnose	Computerdiagnose		
	Karzinom	benigner Tumor	tuberk. Herd
Karzinome n = 70	59 84,3%	8 11,4%	3 4,3%
benigne Tumoren n = 13	0	10 76,9%	3 23,1%
tuberkulöse Herde n = 38	6 15,8%	0	32 84,2%

Insgesamt konnte in dieser Gruppe 101 von 121 Patienten = 83,5% durch Vorausberechnung in die richtige, histologisch bestätigte Krankheitsgruppe eingeordnet werden.

In einem weiteren Ansatz wurden die Berechnungen nach den Diskriminanzanalysen nur bei den Fällen durchgeführt, die eine Verlaufsserie aufzuweisen hatten und bei denen sich als zusätzliche Parameter Aussagen über eine Wachstumstendenz des Herdes in einem bestimmten Zeitraum ergaben. Dieses Krankengut erwies sich jedoch zahlenmäßig als nicht groß genug, um eine Unterteilung in eine Test- und eine Kontrollgruppe vornehmen zu können. Es wurden hier alle Patienten in die Testgruppe einbezogen und nur die Reklassifizierung durchgeführt. Die Ergebnisse dieser Berechnungen sind in der folgenden Tabelle dargestellt (siehe Seite 106).

Insgesamt konnte bei den Fällen mit Verlaufsserie bei 234/261 Patienten = 90,4% die zutreffende Diagnose gestellt werden. Es wurden hiermit fast 90% der Karzinome und 95% der gutartigen Prozesse richtig als solche erkannt. Dieser Ansatz zeigt den Einfluß des Vorliegens von Voraufnahmen auf die Erhöhung der Treffsicherheit der Methode.

Die Analyse der fehldiagnostizierten Fälle zeigte, daß vorwiegend bei atypischen Fällen, die nicht dem Symptommuster der gegebenen Krankheitsgruppe ent-

Tabelle 13. Finaldiagnose und Computerdiagnose nach Diskriminanzanalyse (nur Fälle mit Verlaufsserie)

Finale Diagnose	Computerdiagnose		
	Karzinom	benigner Tumor	Tuberkulom
Karzinom n = 261	234 89,66%	10 3,83%	17 6,51%
benigner Tumor n = 38	1 2,63%	35 92,11%	2 5,26%
Tuberkulom n = 64	4 6,25%	1 1,57%	59 92,18%

Insgesamt zutreffende Diagnosen bei 234/261 = 90,35%

sprachen, die falschen Diagnosen auftraten. So wurden kleine runde, scharf konturierte und homogen dichte Karzinome häufig als benigne Prozesse diagnostiziert, während andererseits Tuberkulome über 4 cm Durchmesser mit unscharfen und unregelmäßigen Randkonturen eher als Karzinome eingeordnet wurden. Bei Vorliegen einer Verlaufsserie beeinflußte ein kurzfristiges Wachstum die Diagnose-Entscheidung meist zugunsten einer Karzinomdiagnose. In der Regel wurde jedoch bei Vorliegen von mehr oder weniger typischen Röntgensymptomen auch die richtige zutreffende Diagnose gestellt.

Bei der Besprechung dieser Ergebnisse muß festgestellt werden, daß die von ROTTE und MEISKE erzielte Treffsicherheit mit der Diskriminanzanalyse als günstiger zu bewerten ist als die von HOLLINGWORTH (1959) erzielten Ergebnisse beim Bronchialkarzinom, die z. T. auch auf endoskopischen und zytologischen Befunden beruhten. Dieses trifft besonders für die Fälle zu, von denen eine Verlaufsserie vorlag. Die Treffsicherheit der Diskriminanzanalyse ist auch eindeutig höher als die der vorangegangenen Berechnungen nach der BAYESschen Formel (ROTTE und RICHTER 1972) und nach dem GLEDHILLschen CALM-System (ROTTE und SCHWARZ 1974). Diese Aussage kann gemacht werden, weil allen 3 mathematischen Modellen annähernd das gleiche Krankengut zugrunde lag, wobei bei der Diskriminanzanalyse das ursprüngliche Krankengut nur erweitert worden war. Ursachen für die verschieden großen Patientenkollektive in den einzelnen Ansätzen sind z. T. technischer Art. So stand zum Zeitpunkt der Berechnungen nach der BAYESschen Formel nur ein relativ kleines Krankengut zur Verfügung, während später bei Zunahme des Krankengutes aus technischen Gründen nicht mehr das BAYESsche Rechenprogramm verfügbar war.

Die eindeutige Verbesserung der diagnostischen Treffsicherheit kommt aber auch dann heraus, wenn die Ergebnisse der BAYESschen Berechnungen (175 Patienten) mit den Ergebnissen der Diskriminanzanalyse an den gleichen 175 Patienten direkt verglichen werden. Nach dem BAYESschem Theorem war bei 70% dieser Fälle die richtige Diagnose gestellt worden (65% der Karzinome, 79% der benignen Tumoren und 74% der tuberkulösen Herde) während mit der Diskriminanzanalyse bei den gleichen 175 Patienten ohne Verlaufsserie in 87% (92% der Karzinome, 82% der benignen Tumoren und 77% der tuberkulösen Herde) die richtige Diagnose errechnet wurde. Das Vorliegen einer Verlaufsserie, d. h. die Miteinbeziehung des Wachstums in den Diagnoseprozeß führte bei den 175 Patienten sogar zu einer Treffsicherheit von 91,6% (91,8% der Karzinome, 90,4% der benignen Tumoren und 92,3% der tuberkulösen Herde). Diese Ergebnisse zeigten auch eine höhere Genauigkeit als die von TEMPLETON und Mitarb. (1967) mit der BAYESschen Formel an pulmonalen Rundherden errechneten Resultate. In der Literatur gibt es Bestätigungen dieser Ergebnisse. So konnten VAN MEERTEN und Mitarb. (1971) mit Hilfe der Diskriminanzanalyse eine Verbesserung der diagnostischen Treffsicherheit gegenüber den BAYESschen Wahrscheinlichkeitsberechnungen bei der Differentialdiagnose des Asthma bronchiale feststellen. In einer vergleichenden computerunterstützten Untersuchung zur Diagnostik von Lebererkrankungen konnten ERBE und LINHART (1974) nachweisen, daß das BAYESsche Theorem in seiner Treffsicherheit den Ergebnissen der alleinigen Anwendung der Diskriminanzanalyse oder einer Kombination von Diskriminanzanalyse und BAYESschem Theorem eindeutig unterlegen war.

Am Beispiel der Röntgendiagnose des peripheren Bronchialkarzinoms konnte aber auch die Überlegenheit der Diskriminanzanalyse gegenüber dem GLEDHILLschen CALM-System nachgewiesen werden.

Nach den beschriebenen Untersuchungen und Ergebnissen muß die Diskriminanzanalyse für die Röntgendiagnostik peripherer Lungenprozesse als das geeignete mathematische Modell angesehen werden. Aus den hier beschriebenen Untersuchungen kann zwar keine verbindliche Aussage darüber gemacht werden, wie sich dieses Modell bei einer größeren Anzahl von Diagnosen bewähren wird, es spricht jedoch vieles dafür, daß dieses Modell auch bei anderen und mehreren Diagnosen eine gute Treffsicherheit bieten kann. Die durch dieses Diagnose-Modell mögliche Verbesserung der röntgenologischen Treffsicherheit gegenüber der empirischen ärztlichen Treffsicherheit kann jedoch niemals eine histologische Diagnose ersetzen. Es kann jedoch die ärztlichen Diagnose-Entscheidungen wirkungsvoll unterstützen, unter Umständen zu einer frühzeitigeren und genaueren Diagnose führen und somit auch die frühzeitigere Einleitung therapeutischer Maßnahmen bewirken. Nach den beschriebenen Diagnoseberechnungen anhand der Diskriminanzanalysen untersuchten MEISKE und ROTTE (1974) in einem weiteren Schritt den Einfluß einer Reduktion der Röntgensymptome auf die Treffsicherheit. Mit Hilfe einer multivarianten Varianzanalyse wurde für alle Merkmale einzeln die Hypothese getestet, daß sie auf das Ergebnis der Klassifizierung keinen Einfluß haben, d. h. es wurde untersucht, ob die zu dem jeweiligen Merkmal gehörenden Koeffizienten der linearen Diskriminanzfunktionen signifikant von Null verschieden sind. Das Signifikanzniveau wurde mit 70% relativ niedrig gewählt, um zu vermeiden, daß die Anzahl der ausgesonderten Merkmale zu groß wird. Das könnte nämlich dazu führen, daß die weggelassenen Merkmale in ihrer Gesamtheit hoch signifikant für die Klassifizierung sind. Bei Proberechnungen mit höheren Signifikanzniveaus wurde die Zahl der Merkmale mit gesichertem Einfluß so klein, daß es zu einer nicht mehr vertretbaren Verschlechterung der Ergebnisse kam. Darüber hinaus wurden die Skalen der Diskriminanzfunktionen so gelegt, daß bei alternativ zu beantwortenden Fragen jeweils einer nur Nullen als Koeffizienten zugewiesen wurden. Die Anzahl der verwendeten Merkmale konnte so ohne Beeinträchtigung der diagnostischen Sicherheit auf 22 verringert werden.

Die früher benutzte BAYESsche Entscheidungsregel für die Klassifizierung, nach der die Gesamtzahl aller Fehldiagnosen minimal wird, hat den Nachteil, daß a-priori-Wahrscheinlichkeiten für das Vorliegen der einzelnen Krankheiten bekannt sein müssen. Für diese a-priori-Wahrscheinlichkeiten hatten ROTTE et al. die relativen Häufigkeiten der Krankheiten im eigenen Krankengut eingesetzt. Eine direkte Übertragung der Entscheidungsregel auf einen anderen Patientenkreis blieb deshalb fragwürdig. In später durchgeführten Berechnungen (ROTTE und MEISKE, MEISKE und ROTTE 1974) wurde das sogenannte Minimax-Kriterium verwendet, nach dem die maximale Wahrscheinlichkeit für die Fehldiagnose einer Krankheit minimal wird.

Erwartungsgemäß ergab sich hierbei eine etwas kleinere Gesamtzahl an richtigen Entscheidungen. Insgesamt wurden 400 von 482 Fällen = 83% richtig diagnostiziert. Die zutreffenden Diagnosen verteilen sich auf die einzelnen Diagnosegruppen mit 85% der Karzinome, 77% der benignen Tumoren und 83% der tuberkulösen Herde. Auch bei diesen Berechnungen wurde auf die Verlaufsserie bzw. das Merkmal Wachstum verzichtet.

Dafür hat das Minimax-Kriterium aber den Vorteil, daß für seine Anwendung nicht die klinikspezifischen a-priori-Wahrscheinlichkeiten bekannt sein müssen. Aus diesen Gründen kann die nun zu besprechende Entscheidungshilfe direkt für die Unterstützung der Röntgendiagnostik zweifelhafter peripherer Lungenbefunde auch in anderen Kliniken empfohlen werden.

Unter Berücksichtigung der Ergebnisse nach der Symptomreduktion haben nun MEISKE und ROTTE (1974) versucht, den rechnerischen Aufwand zu reduzieren und dieses Verfahren praxiswirksamer zu machen. Mit Hilfe der EDVA (Robotron 300) wurden zunächst die Koeffizienten der zur Unterscheidung dreier Klassen notwendigen zwei Diskriminanzfunktionen berechnet. Diese Koeffizienten können nun bei der für die aktuelle Entscheidung erforderlichen Berechnung der Werte der Diskriminanzfunktionen leicht am Tischrechner oder von Hand addiert werden. In der folgenden Tabelle sind die Merkmale und die zugehörigen Koeffizienten aufgeführt (siehe Seite 109).

Bei den in dieser Tabelle nicht aufgeführten Merkmalen wie z. B. Alter über 60 Jahren, oder Herdgröße über 4 cm, sind die Koeffizienten mit Null anzunehmen. Aus diesem Grunde wurden diese Merkmale nicht mehr in der Tabelle aufgeführt.

Zur Berechnung der Funktionswerte der Diskriminanzfunktionen sind die zu den mit „ja" beantworteten Alternativfragen gehörenden Koeffizienten, d. h. also die

Tabelle 14. Merkmale und die zugehörigen Koeffizienten der linearen Diskriminanzfunktion (ohne Verlaufsserie)

Merkmal	x-Wert	y-Wert
1. männlich	−0,077	0,076
2. Alter unter 40 J.	0,167	0,464
3. Alter 40—49 J.	0,254	0,311
4. Alter 50—59 J.	0,087	0,129
5. Herd in Zone III	0,056	0,054
6. Größe bis 2,0 cm	−0,137	0,325
7. Größe 2—2,9 cm	−0,033	0,110
8. Größe 3—3,9 cm	−0,062	0,081
9. Herd rund/oval	0,113	0,101
10. Herd asymmetrisch	0,149	0,130
11. Herd dicht	0,008	0,051
12. Herd scharf, regelmäßig begrenzt	0,172	0,040
13. Herd scharf, unregelmäßig	0,085	−0,074
14. Herd unscharf, unregelmäßig	−0,052	−0,024
15. Kalkeinlagerung	−0,110	−0,179
16. keine Höhlenbildung	0,155	−0,179
17. unregelmäßige, dickwandige Höhle	0,081	0,158
18. RIGLERsches Zeichen	−0,055	−0,063
19. Trabantenherde	−0,104	0,421
20. Lymphknotenvergrößerungen	−0,082	−0,053
21. zusätzl. tuberkulöse Veränderungen	−0,117	0,160
22. klinische Symptome	0,005	−0,057

Koeffizienten der vorhandenen Symptome, unter Berücksichtigung des Vorzeichens zu addieren. Man erhält ein Paar (x, y), das zu einem Punkt der x,y-Ebene gehört und anhand dessen die Zuordnung zu einer Diagnose erfolgt.

Auf diese Weise wird die Ebene der folgenden Abbildung in 3 „Diagnose-Zonen" aufgeteilt.

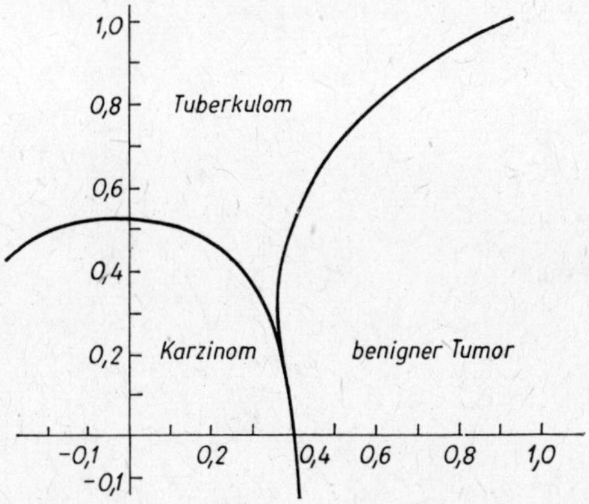

Abb. 31. Graphische Darstellung der Diagnose-Zonen (ohne Verlaufsserie)

Der Abbildung ist zu entnehmen, welche Diagnose zu den errechneten x,y-Werten gehört. Je näher dabei der erhaltene Punkt am Rand der Abbildung oder einer Grenze zwischen den Zonen kommt, desto unsicherer wird die Diagnose.

An den folgenden Beispielen soll das praktische Vorgehen demonstriert werden.

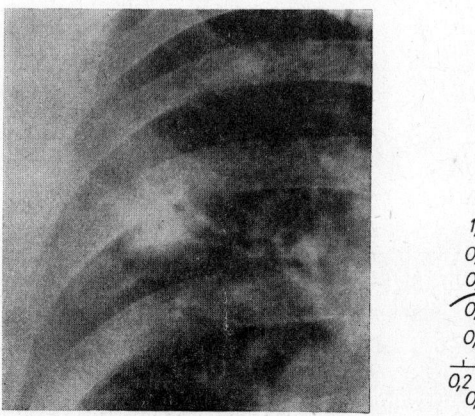

Abb. 32. Rechengang bei einem peripheren Bronchialkarzinom

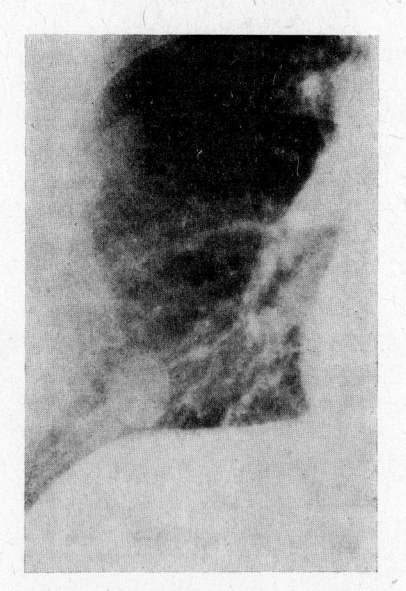

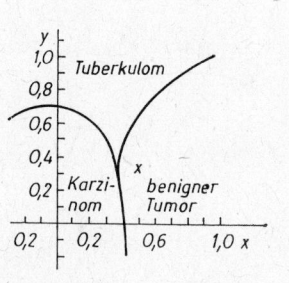

Abb. 33. Rechengang bei einem benignen Lungentumor

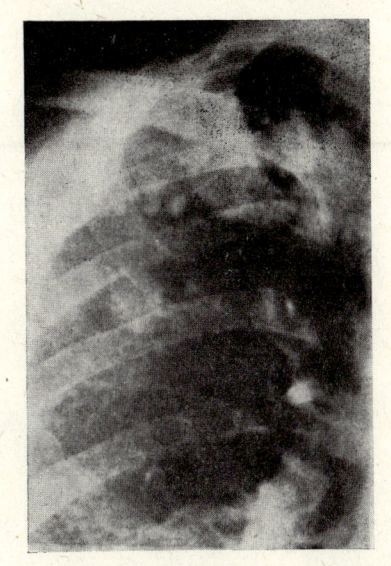

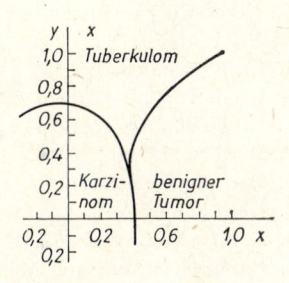

Abb. 34. Rechengang bei einem tuberkulösen Herd

In allen diesen demonstrierten Fällen stimmte die errechnete Diagnose mit dem histologischen Befund überein.

Eine Überprüfung der Ergebnisse zeigte, daß die Berechnungen nach dem geschilderten Schema per Hand die gleiche Genauigkeit wie die vorher am Computer durchgeführten Rechnungen aufweisen. Dieses vereinfachte Rechenschema wurde bisher bei insgesamt 178 Patienten, die mit peripheren Lungenprozessen unklarer Genese überwiesen waren, angewendet. Die rechnerisch gestellten Diagnosen wurden mit den später gestellten histologischen Diagnosen verglichen (ROTTE und STIER, 1976). Es fand sich eine Übereinstimmung bei 159/178 Patienten = 89,33% (94% der Karzinome, 72% der tuberkulösen Herde und alle 7 benignen Tumoren).

Zur Klärung der Frage, ob die ärztliche empirische Diagnose bei Beachtung dieser aussagekräftigsten Merkmale zu einer ähnlich guten Treffsicherheit wie die rechnerische Diagnose kommt, wurden von zwei Röntgenologen die Thoraxaufnahmen von 50 unausgewählten Patienten beurteilt. Während sich rechnerisch nur in 2 von 50 histologisch gesicherten Fällen eine falsche Diagnose ergab, wurden von den Ärzten 7 Fälle falsch diagnostiziert. In diesem Versuch erwies sich somit die rechnerische Diagnose zuverlässiger als die ärztliche.

Dieses bei den Fällen ohne Verlaufsserie gezeigte Vorgehen läßt sich in ähnlicher Weise bei den Fällen mit Verlaufsserie nachvollziehen. Durch die Berücksichtigung des Wachstums veränderten sich auch die zu den anderen Merkmalen gehörenden Koeffizienten der Trennfunktionen. Es kam sogar dazu, daß einige vorher signifikante Merkmale nicht mehr signifikant waren und umgekehrt. Das hat seine Ur-

Tabelle 15. Merkmale und die zugehörigen Koeffizienten der Diskriminanzfunktoin (Bei Patienten mit Verlaufsserie)

Merkmale	x-Wert	y-Wert
1. männlich	−0,060	0,095
2. unter 40 Jahren	0,054	0,462
3. zwischen 40−49 Jhr.	0,246	0,236
4. zwischen 50−59 Jhr.	0,069	0,077
5. Herd in der rechten Lunge	0,004	−0,045
6. Herd in Zone III	0,016	0,062
7. Größe bis 2 cm ⌀	−0,071	0,138
8. Größe von 4,0−4,9 cm ⌀	0,096	−0,040
9. Größe von 5,0−5,9 cm ⌀	0,111	−0,128
10. Herd rund/oval	0,204	0,140
11. Herd asymmetrisch	0,236	0,165
12. Herd homogen	0,072	−0,022
13. Rand scharf, regelmäßig	0,169	0,049
14. Rand scharf, unregelmäßig	0,092	0,011
15. Kalkeinlagerungen	0,058	0,185
16. nachweisbares Wachstum innerhalb von 3 Monaten	−0,153	−0,152
17. Höhlenbildung, dünnwandig, glatte Konturen	−0,210	0,203
18. Höhle, glatt, dickwandig	−0,111	0,076
19. Höhle unregelmäßig, dickwandig	−0,078	0,273
20. zentral gelegene Höhle	0,094	−0,125
21. Trabantenherde	−0,114	0,460
22. Lymphknotenvergrößerungen	−0,057	−0,016
23. spezifische Veränderungen	−0,108	0,170

sache darin, daß die gewählten Merkmale mehr oder weniger stark mit dem Wachstumsverhalten korrelieren.
Die Tabelle 15 zeigt die Merkmale und die zugehörigen Koeffizienten der linearen Diskriminanzfunktionen mit der Verlaufsserie.
Die Abbildung 35 zeigt die Diagnose-Zonen bei Vorliegen einer Verlaufsserie.
Das beschriebene mathematische Verfahren der Diskriminanzanalyse zeigt die Möglichkeiten einer Verbesserung der röntgendiagnostischen Treffsicherheit durch eine bessere Auswertung der visuell erhobenen Informationen aus den Thoraxröntgenaufnahmen. Es ist hiermit eine wesentlich bessere Trennung des peripheren Bronchialkarzinoms von den gutartigen Lungentumoren und den tuberkulösen Herden möglich, unter Verzicht auf Verlaufskontrollen.
Natürlich kann diese Methode nicht die immer anzustrebende histologische Diagnose ersetzen. Sie kann jedoch in der Vorfelddiagnostik eine zuverlässigere Verdachtsdiagnose ermöglichen und unter Umständen bei inoperablen Fällen oder

Patienten mit hohem Operationsrisiko bei nicht möglicher histologischer Sicherung als Entscheidungshilfe herangezogen werden.

Durch die rechnerische Vereinfachung ist eine breite Anwendung unabhängig vom Computer möglich. So kann mit Hilfe der Koeffizienten-Tabelle und der Graphik der Diagnose-Zonen von jedem Röntgenologen oder Pulmonologen am Lichtkasten ohne größeren rechnerischen Aufwand die Diagnose errechnet werden. Hierdurch kann auch das Intervall von der Erfassung eines Herdes bis zur Überweisung in eine Spezialklinik, ohne Verlaufskontrollen, verkürzt werden.

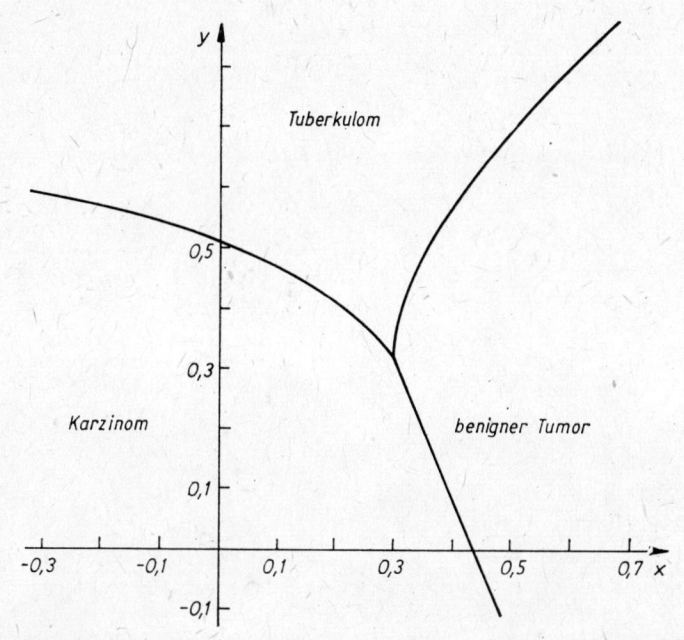

Abb. 35. Graphische Darstellung der Diagnose-Zonen (bei Berücksichtigung einer Verlaufsserie)

Zusammenfassung und Ausblick

Einleitend wird ein Überblick über die zunehmende Häufigkeit des peripheren Bronchialkarzinoms gegeben. Eine wichtige Rolle bei der Früherfassung der peripheren Bronchialkarzinome spielen die Röntgenreihenuntersuchung mit dem Schirmbildverfahren und die Thoraxübersichtsaufnahmen in 2 Ebenen. Auf den Stellenwert dieser und weiterer röntgenologischer und nichtradiologischer, diagnostischer Methoden wird eingegangen. Die aus den Thoraxübersichtsaufnahmen in 2 Ebenen als Basisuntersuchung zu entnehmenden Informationen können einen Einfluß auf die ärztlich bedingte Verschleppungszeit haben. Die aus den Basisuntersuchungen resultierende Röntgensymptomatik peripherer Lungenprozesse wird beschrieben, ihre Häufigkeit und ihr Aussagewert für die Diagnostik auf Grund von Literaturangaben und eigenen Untersuchungen werden untersucht. Hierzu wurden die Röntgenaufnahmen von ca. 500 Patienten mit histologisch gesicherten peripheren Lungenprozessen ausgewertet. Es wurden 3 ätiologisch und prognostisch unterschiedliche Krankheitsgruppen, die Karzinome, die gutartigen Tumoren und die tuberkulösen Herde unterschieden. In einer Symptommatrix werden die Häufigkeitsverteilungen der Röntgensymptome (95 Einzelsymptome) für jede der drei Diagnosen dargestellt. Hierbei zeigten sich als die beim Karzinom am häufigsten vorkommenden Merkmale: eine Größe über 3 cm Durchmesser, eine Wachstumstendenz, asymmetrische und unregelmäßige Herdformen, streifige Herdausläufer, das Nabel- bzw. RIGLERsche Zeichen, flaue inhomogene Herdstruktur, Lymphknotenvergrößerungen sowie eine Bevorzugung der Altersgruppen jenseits des 50. Lebensjahrs und des männlichen Geschlechts. Diese Merkmale waren bei den Karzinomen eindeutig häufiger als in den anderen beiden Krankheitsgruppen. Für die gutartigen Lungentumoren ergaben sich als typische Merkmale die scharfen und glatten Randkonturen, homogene dichte Herdstrukturen, Kalkeinlagerungen sowie das Fehlen von Wachstum, Höhlenbildungen, Nabelzeichen und Lymphknotenvergrößerungen.
Von den tuberkulösen Herden zeigte die Mehrzahl der Befunde eine Größe unter 3 cm Durchmesser, kein Wachstum, vorwiegend runde oder ovale Formen, Kavernenbildungen und Kalkeinlagerungen. Das Vorliegen zusätzlicher Satellitenherde oder tuberkulöser Veränderungen in der Umgebung kann die Tuberkulom-Diagnose unterstützen.
Aus diesem empirisch ermittelten Symptommuster resultierten die Basisdaten für die weiteren Untersuchungen mit mathematisch-statistischen Diagnose-Modellen.

Vor den EDV-unterstützten Diagnose-Prozessen wurde die Treffsicherheit der ärztlichen „Erfahrungs-Diagnose" in der Röntgendiagnostik peripherer Lungenprozesse ermittelt. Bei der Auswertung von 200 Thoraxübersichtsaufnahmen mit peripheren Lungenherden durch 3 erfahrene Radiologen ergab sich für jeden beurteilenden Arzt eine durchschnittliche Fehlerquote von 13,2%. Insgesamt wurden bei eigenen Untersuchungen 154/200 Fällen = 77% in Übereinstimmung mit dem histologischen Befund richtig diagnostiziert. Dieses Ergebnis zeigt eine Übereinstimmung mit den in der Literatur angegebenen ärztlichen Trefferquoten.

In den weiteren Abschnitten wurde der Einfluß der EDV als Diagnosehilfe auf die diagnostische Treffsicherheit bei peripheren Lungenprozessen untersucht. Unter Berücksichtigung der aus der Häufigkeitsmatrix erhaltenen Basisdaten wurden die röntgenologischen Einzelsymptome als Merkmale in die mathematischen Prozeduren einbezogen.

Als erstes mathematisches Modell wurden die Wahrscheinlichkeitsberechnungen nach der BAYESschen Formel erprobt und die Ergebnisse mit den in der Literatur mitgeteilten Ergebnissen verglichen. Dieses Modell ist das einzige in der bisherigen Literatur, mit dem auch Erfahrungen in der Röntgendiagnostik peripherer pulmonaler Rundherde gesammelt wurden. In den eigenen Untersuchungen wurden nur 70% der Fälle, davon 65% der Karzinome, 79% der gutartigen Tumoren und 76% der tuberkulösen Herde richtig diagnostiziert. Dieses Ergebnis wird besonders in Hinblick auf die Karzinomdiagnostik als unbefriedigend angesehen. Die Nachteile und möglichen Ursachen für die Fehldiagnosen werden analysiert und diskutiert.

Als ein neues, in der Röntgendiagnostik bisher nicht erprobtes mathematisches Modell wurde das von GLEDHILL und MATHEWS (1971) beschriebene CALM-System in die Röntgendiagnostik der peripheren Lungenprozesse eingeführt.

Diese Methode beinhaltet als Voraussetzung für die Diagnose-Berechnung die Bestimmung des diagnostischen Wertes jedes einzelnen Symptoms für jede der in Frage kommenden Diagnosen. Diese diagnostischen Werte erlauben wichtige Rückschlüsse auf den Stellenwert jedes einzelnen Merkmals in der Hierarchie der Symptome.

Die mit dem CALM-System durchgeführten Diagnose-Berechnungen führten in 79% aller Fälle zu korrekten zutreffenden Diagnosen. Von den einzelnen Krankheitsgruppen wurden die Karzinome mit 89%, die benignen Tumoren mit 96% und die tuberkulösen Herde nur mit 57% richtig diagnostiziert. Diese Ergebnisse bedeuten gegenüber den BAYESschen Berechnungen eine statistisch gesicherte Verbesserung. Sie wurden jedoch auch noch nicht als optimal angesehen.

Aus diesem Grunde kam als ein auf die spezielle Problematik zutreffenderes mathematisch-statistisches Verfahren die zu den Trennverfahren zählende Diskriminanzanalyse zur Anwendung. Das mathematische Prinzip und die in der Literatur gemachten Erfahrungen werden dargestellt.

Zunächst erfolgten die Diagnose-Berechnungen bei allen Fällen unter Verzicht auf Angaben über eine Verlaufsserie bzw. Wachstumstendenz. Dieses wird als der

eigentlich erstrebenswerte Ansatz angesehen, da die Aussagen aus einer einzigen Untersuchung bei genügend hoher Treffsicherheit Verlaufskontrollen und damit eine ärztlich bedingte Verschleppung vermeiden lassen. Als Ergebnis wurden in 410/482 Fällen 85 = % die richtigen, mit dem histologischen Befund korrelierenden Diagnosen gestellt. Sie verteilen sich auf die Karzinome mit 89%, auf die benignen Tumoren mit 78% und auf die tuberkulösen Herde ebenfalls mit 78%.
In einem zweiten Ansatz wurde der Einfluß der Verlaufsserie auf die Treffsicherheit untersucht. Hier ließen sich mit Hilfe der Diskriminanzanalysen 90% der Karzinome, 92% der gutartigen Tumoren und 92% der tuberkulösen Herde richtig einordnen. Im gesamten untersuchten Material betrug die Trefferquote 90%.
Diese Ergebnisse lassen die deutliche Überlegenheit der Diskriminanzanalyse in der computerunterstützten Röntgendiagnostik peripherer Lungenprozesse, sowohl gegenüber der konventionellen empirischen ärztlichen Diagnose als auch gegenüber den computerunterstützten Wahrscheinlichkeitsberechnungen nach der BAYESschen Formel erkennen. Aus diesem Grunde muß die Diskriminanzanalyse als das für die computerunterstützte Röntgendiagnostik geeignetste mathematische Verfahren gehalten werden, das eine Verbesserung der diagnostischen Treffsicherheit, unabhängig vom unterschiedlichen Erfahrungsstand und Wissen der Ärzte, erlaubt. Mit dieser Methode kann die Diagnostik des peripheren Bronchialkarzinoms mit größerer Sicherheit gestellt und durch Verzicht auf Verlaufskontrollen die Verschleppungszeit herabgesetzt werden.
Nach Vereinfachung des Verfahrens ist es möglich, mit Hilfe der in einer Tabelle zusammengestellten Merkmale und der zugehörigen Koeffizienten, an einem Tisch- bzw. Taschenrechner bzw. von Hand die Funktionswerte zu berechnen und anhand einer angegebenen graphischen Darstellung die Diagnose direkt abzulesen. Hiermit ist das Verfahren praxiswirksam geworden und bleibt nicht mehr auf Spezialeinrichtungen mit Rechenkapazitäten beschränkt. Die Methode kann an jedem Lichtkasten ohne größeren rechnerischen Aufwand in wenigen Minuten praktiziert werden und hat sich von großem Wert als schnelle Entscheidungshilfe bei unklaren Fällen mit peripheren Lungenherden erwiesen. Dieses ist besonders dann von Bedeutung, wenn es sich um eine rasche Überbrückung des Intervalls von der Ersterfassung eines Lungenprozesses bis zur stationären Aufnahme handelt. Dieses Verfahren kann jedoch auch dann als Entscheidungshilfe eingesetzt werden, wenn es sich um Patienten mit histologisch nicht zu sichernden inoperablen Karzinomen handelt, die einer Chemo- oder Strahlentherapie zugeführt werden sollen. Als Prinzip sollte jedoch gelten, trotz rechnerisch gestellter Röntgendiagnose die histologische Verifizierung des Befundes vor den Therapie-Entscheidungen anzustreben.
Diese am Modell der Diagnostik des peripheren Bronchialkarzinoms gewonnenen Erkenntnisse über die Möglichkeiten einer Verbesserung der röntgendiagnostischen Treffsicherheit weisen auf die weiteren Anwendungen der EDV-unterstützten Diagnostik in der Röntgenologie hin. Das Modell der Diskriminanzanalyse ist auch in anderen röntgenologischen differentialdiagnostischen Problemen anwendbar, wobei die Vorteile besonders bei Krankheitsbildern mit indifferenter, z. T. ähn-

licher Röntgensymptomatik zur Geltung kommen. Sollte dann auch eine Vereinfachung des mathematischen Verfahrens, ähnlich wie hier beschrieben, möglich sein, dann kann auch dem weniger Geübten ein wertvolles diagnostisches Hilfsmittel in die Hand gegeben werden, das die diagnostische Zuverlässigkeit positiv beeinflußt. Zumindest zum gegenwärtigen Zeitpunkt muß die Anwendung der EDV-unterstützten Diagnose-Modelle, insbesondere der Trennverfahren, als ein Fortschritt für die diagnostische Treffsicherheit angesehen werden, der nicht auf die Diagnostik des peripheren Bronchialkarzinoms beschränkt bleiben sollte, sondern bei weiteren röntgenologischen Diagnosen und Differentialdiagnosen erprobt werden sollte.

Literaturverzeichnis

[1] ABELES, H., and A. D. CHAVES: The significance of calcification in pulmonary coin lesions. Radiology **58**, 199—203 (1952).
[2] ACKERMAN, L. V., and E. E. GOSE: Breast lesion classification by computer and xeroradiography. Cancer **30**, 1025—1035 (1972).
[3] ADAMSON, J. S., and J. H. BATES: Percutaneous needle biopsy of lung. Arch. Intern. Med. **119**, 164—169 (1967).
[4] ALPEROVITCH, A., A. GOLD et J. LELLOUCH: L'aide de l'ordinateur dans le diagnostic des images rondes inta-thoraciques. Press. Méd. **79**, 137—138 (1971).
[5] ALPEROVITCH, A., et J. LELLOUCH: L'aíde au diagnostic Bilan et Perspectives. Rev. Informatique méd. **3**, 205—215 (1972).
[6] ALPEROVITCH, A., et J. LELLOUCH: Value of computer diagnosis of a single thoracic x-ray circular opacity. Biomedicine **20**, 54—60 (1974).
[7] AMOSOV, N. M., und Y. SHKABARA: Experience in formulating a diagnosis by means of diagnostic machine. Eksp. Khir. Anest. **4**, 15—22 (1961).
[8] ANACKER, H., und G. LINDEN: Differentialdiagnose zwischen Karzinom und Entzündung im Lungenmantel mit Hilfe des Bronchogramms. Fortschr. Röntgenstr. **93**, 665—673 (1960).
[9] ANACKER, H., und H. St. STENDER: Krankheiten der Lunge in: R. HAUBRICH: Klinische Röntgendiagnostik Innerer Krankheiten, Bd. I. Springer-Verlag, Berlin—Göttingen—Heidelberg 1963.
[10] ANDERSON, T. W.: An introduction to multivariate statistical analysis. Wiley & Sons, New York—London—Sidney, 1958.
[11] ANGERSTEIN, W.: Über Bildgüte in der Radiologie. Röntgenpraxis **21**, 241, 278 (1967/68).
[12] ANGERSTEIN, W., G. OEHMKE und P. STEINBRÜCK: Über die Treffsicherheit bei der Schirmbildauswertung. Zschr. Erkr. Atmungsorg. **142**, 87—93 (1975).
[13] ANSORG, P., und H. ASSMANN: Zur Operationsindikation des isolierten Rundherdes der Lunge. Zentralbl. Chirurgie **95**, 361—367 (1970).
[14] ANSTETT, K.: Die Bedeutung der Lokalisation für die röntgenologische Differentialdiagnose des peripheren Bronchialkarzinoms. Zschr. Erkr. Atmungsorg. **132**, 245 bis 251 (1970).
[15] ANSTETT, F.: Zwanzig Jahre chirurgische Behandlung des Bronchialkarzinoms — Ergebnisse und Folgerungen —. Zschr. Erkr. Atmungsorg. **141**, 295—302 (1974).
[16] ARENS, F. J.: Die Röntgenreihenuntersuchung der Jahre 1968 and 1969 im Landesteil Nordrhein. Öffentl. Ges. Wes. **33**, 401—405 (1971).
[17] ARRIGONI, M. G., L. B. WOOLNER, P. E. BERNATZ, W. E. MILLER und R. A. FONTANA: Benign tumors of the lung. J. thoracic. & cardiovasc. Surg. **60**, 589—599 (1970).

[18] Aronovitch, M., J. Chartier, L. M. Kahana, J. M. Meakins and M. Grozman: Needle biopsy as aid to precise diagnosis of intrathoracic disease. Canad. Med. Ass. J. **88**, 120—127 (1963).

[19] Askevold, E. M., and T. Wessel: Diagnosis and treatment of solitary round lesions in the lungs. Acta Tuberc. et Pneum. Scand. **46**, 93—100 (1965).

[20] Bachman, A. L., W. Ackerman and K. Macken: Azygography, its value in mediastinal adenopathy and tumors. Ann. Surg. **153**, 344—356 (1961).

[21] Bankl, H., und R. Krepler: Das klinisch fehldiagnostizierte Karzinom. Wien. klin. Wschr. **83**, 1—5 (1971).

[22] Bartley, T. D., and V. M. Arean: Intrapulmonary neurogenic tumors. J. thoracic & cardiovascular Surg. **50**, 114—123 (1965).

[23] Barth, L., S. Siegel, M. Lüder, H. Ritzow und E. Ritzow: Die endoskopische Diagnose des Bronchialkarzinoms. Ergebnisse von 9841 diagnostischen Bronchoskopien bei 2767 histologisch gesicherten Bronchialkrebsen. Arch. Geschwulstf. **32**, 64—81 (1968).

[24] Bateson, E. M., and E. K. Abbot: Mixed tumors of the lung or hamartochondroms. Clin. Radiol. **11**, 232—243 (1960).

[25] Bateson, E. M.: The solitary circumscribed bronchogenic carcinoma. Brit. J. Radiol. **37**, 598—607 (1964).

[26] Bateson, E. M.: Analysis of 155 solitary lung lesions illustrating the differential diagnosis of mixed tumors of the lung. Clin. Radiol. **16**, 51—63 (1965).

[27] Bauchhenns, G.: Die Sputumdiagnostik beim Bronchialkarzinom. Dtsch. med. Wschr. **89**, 1338—1342 (1964).

[28] Baudrexl, A., und L. Baudrexl: Ergebnisse bei 326 resezierten solitären Lungenrundherden. Zschr. Tuberk. Erkr. Thoraxorg. **129**, 107—125 (1968).

[29] Baudrexl, A., und G. Rothe: Beitrag zur Entwicklung des Lungenkrebses: Die Umwandlung eines peripheren Rundherdkarzinoms in einen zentralen Lungenkrebs. Zschr. Tuberk. Erkr. Thoraxorg. **129**, 225—235 (1968).

[30] Baudrexl, A.: Spätergebnisse beim operierten Katasterkrebs. Zschr. Tuberk. Erkr. Thoraxorg. **129**, 245—249 (1968).

[31] Bauer, B.: Hat die VRRU Bedeutung für die Frühdiagnose des Bronchialkarzinoms? Inaug. Diss., Berlin 1965.

[32] Bauer, B.: Die Tumorverdachtsfälle der VRRU des Jahres 1960 in der Hauptstadt der DDR, Berlin. Dtsch. Ges. Wes. **20**, 1065—1067 (1965).

[33] Bauer, H.-J.: Volksröntgenkataster und Lungenkarzinom. Zschr. Tuberk. Erkr. Thoraxorg. **115**, 168—172 (1960/61).

[34] Bauer, K.-H.: Das Krebsproblem. Springer-Verlag, Berlin—Göttingen—Heidelberg 1963.

[35] Bauer, K.-H., und G. Ott: Über die Krebsgefährdung des heutigen Menschen. Materia Medica Nordmark **17**, 261—314 (1965).

[36] Bauer, P., A. Gangl und G. Grabner: Ein Computer-Verfahren zur Zuordnung eines Krankheitsbildes zu einer Diagnose-Gruppe. Wien. Zschr. Inn. Med. **51**, 497 bis 509 (1970).

[37] Bauer, R. K.: Diskriminanzanalyse. Allg. statist. Arch. **38**, 205—216 (1954).

[38] Becker, H.-W., T. Häring und H. L. Kölling: Leistungen und Grenzen des Schichtverfahrens in der präoperativen Lungendiagnostik. Zentralblatt Chirurgie **89**, 1825 bis 1832 (1964).

[39] BEGON, F., et A. TREMOLIERES: Elaboration d'un modèle logique du diagnostic. Suppl. au Bulletin de J. R. J. A. n 9 78 Rocquencourt 1971.
[40] BELLI, M.: Zitiert bei B. BAUER.
[41] BERGER, R.: Abszesse und Höhlenbildung beim Lungenkarzinom im Vergleich zur tuberkulösen Kaverne. Mschr. Tuberk. Bekämpf. **4**, 26—36 (1961).
[42] BERNDT, H.: Verschleppungszeit und Prognose des Bronchialkarzinoms. Krebsarzt **17**, 313—319 (1962).
[43] BERNDT, H., und G. WOLFF: Das symptomlose Bronchialkarzinom. Thoraxchirurgie **10**, 556—562 (1963).
[44] BERNDT, H., und M. WOLF: Röntgenreihenuntersuchung und Bronchialkarzinom. Zschr. ärztl. Fortb. **58**, 265—269 (1964).
[45] BERNDT, H.: Bronchialkarzinom und Röntgenreihenuntersuchung. Prax. Pneumon. **19**, 415—421 (1965).
[46] BERNDT, H., F. GIETZELT, H. GUMMEL und G. P. WILDNER: Leitsätze zur Verhütung, Erkennung und Behandlung des Krebses. Dtsch. Ges. Wes. **20**, 2093—2102 (1965, b).
[47] BERNDT, H.: Behandlungsergebnisse bei zufällig entdecktem und symptomlosem Bronchialkarzinom. Dtsch. med. Wschr. **94**, 1559—1563 (1969).
[48] BIANCALANA, L.: Die Lungenzysten. Thoraxchirurgie **11**, 511—531 (1964).
[49] BIRKELO, C. C., W. E. CHAMBERLAIN, P. S. PHELPS, P. E. SCHOOLS, X. D. ZACHS and J. YERUSHALMY: Tuberculosis case findings: Comparison of effectiveness of various roentgenographic and photofluorographic methods. J. Amer. Med. Assoc. **133**, 359—366 (1947).
[50] BIRNBAUM, A., and A. E. MAXWELL: Classification procedures based an BAYES's formula. Appl. Statistics **9**, 152—169 (1961).
[51] BLAIR, T. C., and R. B. MCCELVIN: Hamartoma of the lung. Dis. Chest **44**, 296—302 (1963).
[52] BLEYER, J. M., and J. H. MARKS: Tuberculoma and hamartoma of the lung. Amer. J. Roentg. **77**, 1013—1022 (1957).
[53] BLOOMFIELD, C. D., A. GOLDMAN, F. DICK, R. D. BRUNNING and B. J. KENNEDY: Multivariate analysis of prognostic factors in the Non-Hodgkin's malignant lymphomas. Cancer **33**, 870—879 (1974).
[54] BOCK, H. E., und M. EGGERSTEIN: Diagnostik — Informationssystem. Integrierte elektronische Datenverarbeitung für die ärztliche Diagnose. Springer Verlag, Berlin—Heidelberg—New York 1970.
[55] BOGDANIK, T.: The application of mathematical discrimination of the differential diagnosis of two types of diabetis. Progr. Biocybern. **1**, 45—54 (1964).
[56] BOLECEK, D.: Die Aufgabe des Phtiseologen bei der rechtzeitigen Diagnose des Lungenkrebses. Zschr. Tuberk. Erkr. Thoraxorg. **122**, 236—238 (1964).
[57] BOLT, W., W. FORSSMANN und H. RINK: Selektive Lungenangiographie. Thieme Verlag Stuttgart 1957.
[58] BONNER, R. E., C. J. EVANGELIST, H. D. STEINBECK and L. COHEN: A diagnostic assistance program. Meth. Inform. Med. **5**, 114—121 (1966).
[59] BOTENGA, A. S. J.: Selective Bronchial- und Intercostalarteriographie. Stenfert Kroese, Leiden 1970.
[60] BOUCOT, K., D. A. COOPER and W. WEISS: The Philadelphia pulmonary research project: an interim report. Ann. Intern. Med. **54**, 363—378 (1961).
[61] BOUCOT, K., and W. WEISS: Is curable lung cancer detected by semiannual screening? J. Amer. Med. Ass. **224**, 1361—1365 (1973).

[62] Boulay, G. H. D., and V. E. Price: Selecting the next neuroradiological investigation with the help of a computer. Brit. J. Radiol. **44**, 416—421 (1971).
[63] Bouwers, A.: Der Informationsinhalt des Röntgenbildes. Röntgen-Blätter **15**, 81—87 (1962).
[64] Boyd, D. P., P. M. Smedal, G. H. Kelly and J. G. Trump: Carcinoma of the lung. J. thoracic Surg. **28**, 392—401 (1954).
[65] Boyle, J. A., W. R. Greig, D. A. Franklin, R. M. G. Harden, W. W. Buchanan and E. M. McGirr: Construction of a model for computer assisted diagnosis. Application to the problem of non-toxic goitre. Quart. J. Med. **35**, 565—571 (1966).
[66] Böhlke, E.: Zur Problematik des Bronchialkarzinoms bei Lungentuberkulose. Prax. Pneum. **20**, 1—12 (1966).
[67] Böttcher, H., J. A. Salam und H. Schaper: Die Mediastinoskopie. Med. Monatsschr. **28**, 443—447 (1974).
[68] Böttger, D.: Zur Früherfassung des Lungenkrebses durch die RRU. Zschr. Tuberk. Erkr. Thoraxorg. **121**, 133—140 (1964).
[69] Brandt, H.-J., und H. Kund: Die Leistungsfähigkeit der diagnostischen Thorakoskopie. Prax. Pneum. **18**, 304—322 (1964).
[70] Brandt, H.-J., Z. Atay und A. Gabler: Gefahren bioptischer Untersuchungen bei Verdacht auf Lungenkrebs. Mitt.-Dienst Ges. Bekämpf. Krebskrkh. **5**, 157—184 (1968).
[71] Brandt, H.-J.: Diagnostik der Pleuraerkrankungen einschließlich Thorakoskopie und Biopsie. Thoraxchirurgie **22**, 371—380 (1974).
[72] Brednow, W.: Rundherde der Lungen. Dtsch. med. J. **9**, 205—208 (1958).
[73] Brednow, W.: Zur klinisch-röntgenologischen Differentialdiagnostik von Lungenrundherden. Med. Klinik **36**, 1454—1456 (1963).
[74] Brodman, K., J. Adrianus, J. van Woerkom, J. Erdman and L. S. Goldstein: Interpretation of symptoms with a data-processing machine. Arch. Intern. Med. **103**, 776—782 (1959).
[75] Brodman, K., and J. van Woerkom: Computer aided diagnostic screening for 100 common diseases. J. Amer. Med. Assoc. **197**, 901—905 (1966).
[76] Bruce, R. A.: Computer diagnosis of heart disease. Proc. 5th IBM-Symposium, 77—78, 1963.
[77] Bruce, R. A., and S. R. Yarnall: Computer aided diagnosis of cardiovascular disorders. J. chron. Dis. **19**, 473—478 (1966).
[78] Brunk, H.D., and J. L. Lehr: An improved Bayes's method for computer diagnosis. Proc. Conf. on the Use of Computer in Radiology Chicago, 1966.
[79] Brunette, K. W., W. D. Schwindt, A. B. Crummy and J. R. Benfield: Angiography: a guide in the management of intrathoracic neoplasms. Amer. Rev. Resp. Dis. **94**, 933—937 (1966).
[80] Brunner, A.: Die Rundherde der Lunge in ihrer praktischen Bedeutung. Dtsch. med. Wschr. **80**, 14—16 (1955).
[81] Brückner, L.: Zerfallende bösartige Lungengeschwülste. Radiol. diagn. **6**, 211—218 (1965).
[82] Buchwald, W., R. Hülse und H. Fassl: Zur Differentialdiagnose des malignen Herdschattens in der Mammographie. Fortschr. Röntgenstr. **112**, 369—380 (1970).
[83] Burbank, F.: A computer diagnostic system for the diagnosis of prolonged undifferentiating liver diseases. J. Amer. med. Assoc. **197**, 401—404 (1969).

[84] BUERGI, H., und F. WYSS: Nadelbiopsie von Pleura und Lunge. Schweiz. med. Wschr. **91**, 1369—1372 (1961).

[85] BURDETTE, W. J., and C. EVANS: Management of coin lesions and carcinoma of the lung. Ann. Surg. **161**, 649—673 (1965).

[86] BÜNTE, P.: Entscheidungshilfe für Diagnostik und Therapie. IBM-Seminar, Bad Liebenzell, 1967.

[87] BÜNTE, P.: Der Computer im Dienste von Diagnostik und Medizin. Therapiewoche **18**, 1436—1441 (1968).

[88] BÜNTE, R.: Vorbereitung ärztlicher Entscheidungen — Struktur eines Programmsystems. IBM-Seminar, Bad Liebenzell, 1969.

[89] BYKHOVSKY, M. L., A. A. VISHEVSKY and S. KHARNAS: Problems in the development of a diagnostic Process by means of mathematical machines. Eksp. Khir. Anest. **4**, 3—15 (1961).

[90] COLLINS, V. P., R. K. LOEFFLER and H. TIVEY: Observations on growth rates of human tumors Amer. J. Roentg. **76**, 988—1000 (1956).

[91] CRAVER, L. F.: Diagnosis of malignant lung tumors by aspiration and sputum examination. Surgery **8**, 947—960 (1940).

[92] CULVER, G. J., J. P. CONCANNON and J. E. MCMANUS: Pulmonary tuberculomas Pathogenesis, diagnosis and management. J. thoracic. Surg. **20**, 798—803 (1950).

[93] CURRAN, J. D., and S. M. MACCARTHY: Cavitary pulmonary metastases. J. Fac. Radiol. **10**, 166—168 (1959).

[94] DANIELLO, L., V. MOISECU und P. CUPARESCU: Die Bedeutung und Differentialdiagnose von Rundschatten mit „Lufthaube". Zschr. Tuberk. Erkr. Thoraxorg. **123**, 235—242 (1965).

[95] DAVIDSON, J. W., and E. A. CLARK: Influence of modern radiologic technics on clinical staging of malignant lymphomas. Canad. Med. Assoc. J. **99**, 1196—1204 (1968).

[96] DAVIS, E. W., S. KATZ and J. W. PEABODY: Calcium within the solitary pulmonary nodule, a failable sign of benignity. Amer. Rev. Tuberc. **74**, 106—111 (1956).

[97] DAVIS, E. W., J. W. PEABODY and S. KATZ: The solitary pulmonary nodule. J. thoracic. Surg. **32**, 728—777 (1956).

[98] DEBEVEC, M.: Über die Verifizierung der Lungentumoren vor der Strahlentherapie. Strahlentherapie **147**, 149—158 (1974).

[99] DENK, W.: Bemerkungen zum Bronchialkarzinom. Bruns Beitr. klin. Chir. **186**, 282 (1953).

[100] DEVÉ, F.: Une nouvelle forme anatomo-radiologique de mycose pulmonaire primitive le megamycetome intra-bronchiectasique. Arch. Med. Chir. App. Resp. **8**, 337 bis 361 (1938).

[101] DIETHELM, L.: Stufenweiser Ausbau der Computerhilfe in der radiologischen Befunddokumentation. Symposium Computer in Radiology, Brüssel, 1969.

[102] DODD, G. D., and J. J. BOYLE: Excavating pulmonary metastases. Amer. J. Roentg. **85**, 277—293 (1961).

[103] DOERFEL, G.: Verspätete Schirmbilddiagnose des Bronchialkarzinoms. Auswertung klinisch gesicherter Fälle. Zschr. Erkr. Atmungsorg. **133**, 159—165 (1970).

[104] DOLD, U.: Der Stand der Frühdiagnostik beim Bronchialkarzinom. Dtsch. med. Wschr. **95**, 53—59 (1970).

[105] DOMBAL, F. T. DE, D. I. LEAPER, J. R. STAINLAND, J. R. MCCAN and J. C. HORROCKS: Computer aided diagnosis in acute abdominal pain. Brit. med. J. **2**, 9—15 (1972).

[106] Dombal, F. T. de, D. J. Leaper, J. C. Horrocks, J. R. Stainland and A. R. McCan: Human and computer-aided diagnosis of abdominal pain: Further report with emphasis on performance of clinicians. Brit. med. J. 1 376—380 (1974).

[107] Dombal, F. T. de, S. E. Clamp, D. J. Leaper, J. R. Stainland and J. C. Horrocks: Computer-aided diagnosis of lower gastrointestinal tract disorders. Gastroenterology 68, 252—260 (1975).

[108] Drevoatue, J. M., and J. Friman-Dahl: Peripheral bronchial carcinomas. A radiological and pathological study. Brit. J. Radiol. 34, 180—185 (1961).

[109] Dudeck, J., H. J. Lange und N. Victor: The use of discriminatory analysis and multivariate analysis of variance. 10. Intern. Kongr. Intern. Med., Warschau, 1963.

[110] Dünner, L.: Differentialdiagnostik der Lungenkrankheiten. F. Enke Verlag, Stuttgart, 1958.

[111] Düx, A., R. Felix, E. Bücheler, A. Sobbe und K. J. Paquet: Die angiographische Diagnostik beim Bronchialkarzinom: Bronchialarteriographie, Azygographie, Cavographie, Pulmonalisangiographie vor und während einseitiger Lungenausschaltung. Fortschr. Röntgenstr. 111, 731—749 (1969).

[112] Düx, A.: Die Diagnostik des Bronchialkarzinoms durch Bronchialarteriographie und Azygographie. Thoraxchirurgie & vaskuläre Chir. 19, 258—263 (1971).

[113] Eaton, S.: zitiert bei R. Pirtkien.

[114] Ebert, H.: Punktionsdiagnostik beim Bronchialkarzinom. Bruns' Beitr. klin. Chir. 204, 494—503 (1962).

[115] Ebert, H.: Lungenpunktion — Gefahr oder Nutzen? Med. Klin. 64, 1329—1335 (1969).

[116] Eck, H., R. Haupt und G. Rothe: Bösartige und überwiegend bösartige Lungengeschwülste in: Handbuch d. speziellen path. Anatomie und Histologie Band 3, Teil 4. Springer Verlag, Berlin—Heidelberg—New York 1969.

[117] Edwards, M. W., R. S. Cox and L. H. Garland: The solitary nodule (coin lesion) of the lung. Amer. J. Roentg. 88, 1020—1042 (1962).

[118] Eichhorn, H.-J.: Über die Möglichkeiten und Grenzen einiger röntgenologischer Methoden und der Bronchoskopie für die Diagnostik des Bronchialkarzinoms. Dtsch. Ges. Wes. 9, 71—79 (1954).

[119] Eichhorn, H.-J., und W. Bohndorf: Untersuchungen über die Bedeutung einiger wichtiger Röntgendiagnostikmethoden beim Bronchialkarzinom. Fortschr. Röntgenstr. 90, 657—664 (1959).

[120] Eichhorn, H.-J.: Zum Problem der Diagnostik und Therapie der „Rundherde" der Lunge. P. Steinbrück: Diagnostik d. Lungentuberkulose und anderer Lungenkrankheiten. VEB Verlag Volk und Gesundheit, Berlin, 1960.

[121] Eichhorn, H.-J.: Die Methodik der Röntgenuntersuchung des Bronchialkarzinoms Jahreskongr. Fortbildung d. Ärzte, 1963.

[122] Eichhorn, H.-J., und K.-H. Rotte: Die Strahlenbehandlung des inoperablen Bronchialkarzinoms und ihre Anwendungsmöglichkeiten beim operablen Bronchialkarzinom. Zschr. Tuberk. Erkr. Thoraxorg. 124, 104—112 (1965).

[123] Eichhorn, H.-J., A. Lessel, E. Richter, K.-H. Rotte, G. Schubert und R. Zühlke: Die 5-Jahres-Ergebnisse in der Krebsbehandlung bei Strahlentherapie als alleinige Behandlungsmethode. Strahlentherapie 131, 227—254 (1966).

[124] Endrei, E.: Das Lungenkarzinom bei Lungentuberkulose. Schweiz. med. Wschr. 93, 882—885 (1963).

[125] ENGEL, J., und I. VON SCHLIEBEN: Bewertung der Lungenpunktion zur zytologischen Diagnose des Bronchialkarzinoms. Prax. Pneumon. **27**, 491—495 (1973).

[126] ENGELKE, K.: Statistische Betrachtungen über die Bedeutung von Laborbefunden für die dermatologische Diagnose. Inaug. Diss., Kiel, 1969.

[127] ERBE, R., und P. LINHART: Statistical methods for computer supported diagnostics applied in the field of liver diseases. IBM Publication 74.03.002, März 1974.

[128] ERMISCH, K.: 5-Jahresergebnisse bei operativer Behandlung des Bronchialkarzinoms unter Berücksichtigung der Methode der Ersterfassung. Zschr. Erkr. Atmungsorg. **133**, 170—177 (1970).

[129] FARKAS, K., und E. KOPPENSTEIN: Zur Punktionsdiagnostik der Thoraxorgane. Radiologe **4**, 145—152 (1952).

[130] FASSBENDER, C. W., und P. MOHR: Die Bedeutung der Röntgendiagnostik bei der lokalisierten Form der Lungenaspergillose (Aspergillom). Med. Thorac. **23**, 95—114 (1966).

[131] FEINSTEIN, A. R.: Symptomatic patterns, biologic behavior and prognosis in cancer of the lung. Ann. Intern. Med. **61**, 27—35 (1964).

[132] FELIX, W.: Das Bronchialkarzinom. Dtsch. Ges. Wes. **12**, 353—357 (1957).

[133] FELLINGER, K.: Computer in der Medizin — Probleme, Erfahrungen, Projekte. Verlag B. Hollinek, Wien, 1968.

[134] FENNESSY, J. F., C. LU, D. VARIAKOJIS, F. H. STRAUS and M. BIBBO: Transcatheter biopsy in the diagnosis of diseases of the respiratory tract. Radiology **110**, 555—561 (1974).

[135] FENNESSY, J. F.: The radiology of lung cancer. Med. Clin. N. Amer. **59**, 95—120 (1975).

[136] FINGERLAND, A., und J. KOPECMY: Lungenkrebs. Zschr. Tuberk. Erkr. Atmungsorg. **122**, 273—276 (1964).

[137] FINK, D. L.: Coin lesions of the lung. Minn. Med. **34**, 554—560 (1951).

[138] FISCHER, W.: in HENKE-LUBARSCH: Handbuch d. spez. path. Anatomie und Histologie. Springer Verlag Heidelberg 1931.

[139] FISCHER, W.: Über die Frühdiagnose des Krebses. Arch. Geschwulstf. **1**, 19—51 (1949).

[140] FISCHNALLER, M., H. HACKL und E. SCHWARZENBERG: Die Aussagewerte der Zytologie und Histologie in der Lungenpathologie. Prax. Pneum. **24**, 145—157 (1970).

[141] FLETSCHER, C. M.: The problem of observer variation in medical diagnosis with special reference to chest disease. Meth. Inform. Med. **3**, 98—103 (1964).

[142] FORD, W. B., E. M. KENT, J. F. NEVILLE and D. L. FISHER: Coin lesions of the lung. Amer. Rev. Tuberc. **73**, 134—138 (1956).

[143] FRASER, P. M., and D. A. FRANKLIN: Mathematical models for the diagnosis of liver diseases. Quarterly J. Med. **43**, 73—88 (1974).

[144] FRENZEL, H., und C.-H. SCHULZ: Zur Klinik des Bronchialkarzinoms. Dtsch. med. Wschr. **86**, 1600—1604 (1961).

[145] FRENZEL, H., und A. PAPAGEORGICU: Zytologische Sputumuntersuchungen bei malignen Lungenrundherden. Dtsch. med. Wschr. **89**, 368—371 (1964).

[146] FRIEDEL, H.: Bronchologische Arbeitsmethoden und ihre Ergebnisse. Verlag Volk und Gesundheit, Berlin, 1962.

[147] FRIEDEL, H.: Die Katheterbiopsie. Zschr. Tuberk. Erkr. Atmungsorg. **122**, 246—250 (1964).

[148] FRIEDMANN, G., H.-O. BUTZLER und V. WEIDTMANN: Das Thoraxübersichtsbild iso-

lierter angeborener Herzfehler bei Säuglingen und Kleinkindern (Mitteilung diskriminanzanalytischer Ergebnisse). Fortschr. Röntgenstr. **119**, 147—150 (1973).

[149] FRITSCHE, W.: Das Bronchus-Karzinom. Röntgen- und Laborpraxis **13**, 119—124 (1960).

[150] FULLMER, C. D., und C. M. PERRISH: Pulmonary cytology — a diagnostic method for occult carcinoma. Acta Cytologica **13**, 645—651 (1969).

[151] GANGUIN, H. G., und W. D. WAAS: Versuch einer früheren Diagnose des Bronchialkarzinoms durch Verkürzung der RRU-Intervalle. Zschr. Erkr. Atmungsorg. **133**, 166—170 (1970).

[152] GARLAND, L. H., E. R. MILLER, H. B. ZWEILING, J. T. HARKNESS, H. C. HINSHAW, H. C. SHIPMAN and J. YERUSHALMY: Studies on value of serial films in estimating progress of pulmonary disease. Radiology **58**, 161—177 (1952).

[153] GARLAND, L. H.: Studies on the accuracy of diagnostic procedures. Amer. J. Roentg. **82**, 25—38 (1959).

[154] GARLAND, L. H., R. L. BEIER, W. COULSON, J. H. HEALD and R. L. STEIN: The apparent sites of origin of carcinomas of the lung. Radiology **78**, 1—11 (1962).

[155] GARLAND, L. H., W. COULSON and E. WOLLIN: The rate of growth and apparent duration of untreated primary bronchial carcinoma. Cancer **16**, 694—707 (1963).

[156] GARLAND, L. H.: The rate of growth and natural duration of primary bronchial cancer. Amer. J. Roentg. **96**, 604—611 (1966).

[157] GEISLER, P., und H. K. PARCHWITZ: Bedeutung von Bronchoskopie und Tomographie für die Diagnostik des Bronchialkarzinoms. Thoraxchirurgie **9**, 459—476 (1962).

[158] GEISLER, P., und R. HAAN: Der Lungenrundherd. Bruns' Beitr. klin. Chir. **208**, 97—121 (1964).

[159] GENOE, G. A.: Diagnosis of bronchogenic carcinoma by means of bronchial brushing, combined with bronchoscopy. Amer. J. Roentg. **120**, 139—144 (1974).

[160] GERSTENBERG, E.: Die Tumorverdopplungszeit, ihre röntgenologische Bestimmung und ihre Bedeutung für die Röntgendiagnostik. Fortschr. Röntgenstr. **101**, 39—46 (1964).

[161] GIBBON, J. H., T. NEALON, J. Y. TEMPLETON and F. E. ALBRITTEN: Carcinoma of the lung. Ann. Surg. **138**, 489—495 (1953).

[162] GILL, P. W., D. J. LEAPER, P. J. GUICLON, J. R. SAINLAND, J. C. HORROCKS and F. T. DE DOMBAL: Observer variation in clinical diagnosis — a computer-aided assessment of its magnitude and importance in 552 patients with abdominal pain. Meth. Inform. Med. **12**, 108—113 (1973).

[163] GLEDHILL, V. X., and J. D. MATHEWS: Computer aided diagnosis: A learning model. J. Medicine **1**, 249—264 (1970).

[164] GLEDHILL, V. X., J. D. MATHEWS and J. R. MACKAY: Computer aided diagnosis: a study of bronchitis. Meth. Inform. Med. **11**, 228—232 (1972).

[165] GLUM, H.: Ist eine Verbesserung der Frühdiagnose des Bronchialkarzinoms möglich? Münchn. med. Wschr. **104**, 835—838 (1962).

[166] GOLDMAN, M.: Large scale mass X-ray campaigns. A survey. Brit. J. Radiol. **33**, 776—779 (1960).

[167] GOOD, C. A., R. T. HOOD and J. R. MCDONALD: Significance of solitary circumscribed pulmonary nodule. Amer. J. Roentg. **70**, 543—548 (1953).

[168] GOOD, C. A., and C. B. HOLMAN: Cavitary carcinoma of the lung. Dis. Chest **37**, 289—293 (1960).

[169] GORRY, G. A.: Strategies for computer-aided diagnosis. Mathem. Biosciences **2**, 293—318 (1968).
[170] GORRY, G. A., and G. O. BARNETT: Experience with a model of sequential diagnosis. Computer and Biomedical Research **1**, 490—507 (1968).
[171] GORRY, G. A.: Computer-assisted clinical decision-making. Meth. Inform. Med. **12**, 45—51 (1973).
[172] GÖTTSCHING, H., und Ch. GÖTTSCHING: Die Effektivität von RRU in bezug auf intrathorakale Erkrankungen. Prax. Pneum. **25**, 615—635 (1971).
[173] GRIESBACH, R., und F. KEMPER: Röntgenschichtverfahren. Thieme Verlag Suttgart, 1955.
[174] GRIESSER, G.: Symptomstatistik. Meth. Inform. Med. **4**, 79—83 (1965).
[175] GRIESSER, G.: Diagnostik durch Computer? Chirurg **40**, 241—245 (1969).
[176] GROSSE, H.: Schützt Tuberkulose vor Krebs? Zschr. Innere Med. **12**, 25—30 (1957).
[177] GROWTH-PETERSEN, E., A. LOVGREEN and J. THILLEMAN: On reliability of reading of photofluorigrams and value of dual reading. Acta tuberc. Scand. **26**, 13—17 (1952).
[178] GUISS, I. W.: Value of man chest roentgen ray survey methods in control of lung cancer. Cancer **5**, 1032—1037 (1952).
[179] GUMMEL, H., und G. P. WILDNER: Die Bestimmung der Verschleppungszeit bei bösartigen Geschwülsten — ein Gradmesser für den Stand der Krebsbekämpfung. Dtsch. Ges. Wes. **6**, 619—625 (1951).
[180] GUMMEL, H., und H. BERNDT: Zur Problematik der Frühdiagnose maligner Geschwülste. Dtsch. med. Journal **12**, 29—32 (1961).
[181] GUSTAFSON, J. E.: The computer for use in private practice. Proc. 5th IBM Med. Symp. 99—111 (1963).
[182] GUSTAFSON, J. E., and T. D. THROCKMORTON: The computer als consultant. Med. Times **93**, 115—119 (1965).
[183] GUTTMAN, R.: Results of radiotherapy in cancer of the lung. Cancer **17**, 37—42 (1964).
[184] GÜRICH, W.: Der torpide Rundherd (Tuberkulom) bei Lungentuberkulose. Beitr. Klin. Tuberk. **114**, 553—608 (1955).
[185] HAENE, R. DE, et A. WAMBERSIE: Computers in Radiology. Verlag S. Karger, Basel, 1970.
[186] HAMMER, B.: Beitrag zur röntgenologischen Differentialdiagnose: Zerfallender Tumor oder Lungenabszeß. Radiol. Austr. **12**, 105—117 (1961).
[187] HARTMANN, G., und F. TRUX: Erfahrungen bei der Behandlung von Rundherden der Lunge. Bruns' Beitr. klin. Chir. **215**, 442—452 (1967).
[188] HARTUNG, H., K. KÖRNER und H.-J. STREICHER: Zum Problem der intrathorakalen Rundherde. Bruns' Beitr. klin. Chir. **211**, 261—269 (1965).
[189] HASCHE, E., und V. HAENSELT: Die Hamartome der Lunge. Zschr. Erkr. Atmungsorg. **116**, 1—22 (1960).
[190] HATTORI, S., M. MATSUDA, H. NISHIHARA and T. HORAI: Early diagnosis of small peripheral lung cancer — cytologic diagnosis of very fresh cancer cells obtained by the TV-brushing techniques. Acta Cytologica **15**, 460—467 (1971).
[191] HAUPT, R., und J. ZÖMISCH: Negative und positive Fehldiagnosen beim Bronchialkarzinom. Zschr. Erkr. Atmungsorg. **126**, 67—80 (1967).
[192] HAUSSER, R.: Über die diagnostische gezielte Gewebspunktion bei unklaren Lungen-, Pleura- und Mediastinalprozessen. Dtsch. med. Wschr. **90**, 1809—1819 (1965).

[193] HAUSSER, R.: Über die transthorakale Lungengewebspunktion bei Verdacht auf Karzinom. Tg. Rhein.-Westf. Verein Tuberk. u. Lungenheilkunde Düsseldorf, 1968.
[194] HAYATA, Y., K. OKO, M. ISCHIBA, Y. GOYA and T. HAYASHI: Percutaneous pulmonary puncture for cytologic diagnosis. Its diagnostic value for small peripheral pulmonary carcinoma. Acta Cytologica 17, 469—475 (1973).
[195] HÄNTZSCH, S., und K.-J. SCHRÖDER: Leitsyndrom: Chronische Pneumonie. Tägl. prax. 6, 405—414 (1965).
[196] HEIN, J.: Zur Differentialdiagnose und Therapie der Rundherde. Der Internist 1, 54—64 (1960).
[197] HEINZER, F., G. FAVEZ, F. AGUET, R. VEJDOVSKY et E. TOURON: Le diagnostic precoce du cancer pulmonaire. Schweiz. med. Wschr. 105, 193—198 (1975).
[198] HEIZER, H., und F. H. KOSS: Die gutartigen Tumoren der Lunge. Der Chirurg 23, 509—514 (1952).
[199] HEGGLIN, R.: Differentialdiagnose innerer Krankheiten. Thieme Verlag Stuttgart, 1963.
[200] HERINK, M.: Solitäre Rundherde der Lunge. Mkurse ärztl. Fortb. 11, 465—471 (1961).
[201] HERINK, M., und F. LINDER: Solitäre Rundherde der Lunge. Dtsch. med. Wschr. 86, 576—581 (1961).
[202] HERSHEY, J. C.: Consequence evaluation in decision analytic models of medical screening, diagnosis and treatment. Meth. Inform. Med. 13, 197—203 (1974).
[203] HEUK, F.: Nichttuberkulöse Lungenerkrankungen in der täglichen Praxis — Fortschritte in der Diagnostik — Wann und warum Angiographie? Mkurse ärztl. Fortb. 23, 26—31 (1973).
[204] HICKEY, P. M., and W. M. SIMPSON: Primary chondroma of the lung. Acta radiol. 5, 475—478 (1925).
[205] HILTON, G.: Present position relating to cancer. Thorax 15, 17 (1960).
[206] HIRSCH, W.: Lungenkrankheiten im Röntgenbild. Bd. II. Thieme Verlag Leipzig, 1959.
[207] HODGSON, C. H., and J. R. MCDONALD: The diagnosis und management of solitary circumscribed lesions of the lung. Dis. Chest. 24, 289—293 (1953).
[208] HOFER, E.: Die ärztliche Entscheidung. (Logisch-methodologische Grundlagen der ärztl. Tätigkeit.) Dtsch. Ges. Wes. 29, 318—324 (1974).
[209] HOFER, E.: Angewandte Statistik. Grundgedanken und Methoden der Statistik in der klinischen und experimentellen Medizin. VEB Verlag Volk und Gesundheit Berlin, 1974.
[210] HOLLINGSWORTH, T. H.: Using an electronic computer in a problem of medical diagnosis. J. Royal Stat. Soc. 122, 221—231 (1959).
[211] HONSOLD, R.: Früherfassung von Lungenkarzinom durch das Schirmbild. Dtsch. med. Wschr. 84, 431 (1954).
[212] HOOD, R. T., C. A. GOOD, O. T. CLAGETT and J. R. MCDONALD: Solitary circumscribed lesions of the lung. J. Amer. Med. Ass. 152, 1185—1191 (1953).
[213] HORROCKS, J. C.: A computer-aided diagnostic system using a small desk-top computer calculator. Meth. Inform. Med. 13, 83—88 (1974).
[214] HÖCHST, H.: The value of periodic mass chest roentgenographic surveys in the detection of primary bronchial carcinoma in Norway. Cancer 13, 1167—1184 (1960).
[215] HUGH, A. E.: Computers in diagnostic radiology. Clin. Radiol. 17, 136—138 (1966).
[216] INTHORN, D.: Das Bronchuskarzinom und seine Behandlung an der Chirurgischen Univers. Klinik Bonn. Inaug. Diss. Bonn 1969.

[217] IRMER, W., H. MOHR, F. ROTTHOFF und K. H. WILLMANN: Solitäre Rundschatten der Lunge. Zschr. Tuberk. Erkr. Atmungsorg. **111**, 270—278 (1958).

[218] IRMER, W., und H. MOHR: Rundherde der Lunge. Zentralbl. Chir. **84**, 421—426 (1959).

[219] IRMER, W., und W. SCHULTE-BRINKMANN: Solitäre Rundherde, Riesenrundherde, Riesenringschatten und isolierte Ringschatten. Zschr. Tuberk. Erkr. Atmungsorg. **117**, 135—142 (1961).

[220] ISHIYAMA, T., and Y. YAMAMURA: A study of the automatic of pa chest x-ray diagnosis. XII. Intern. Congr. Radiol., Tokio 1969.

[221] ISREAL-ASSELAIN, R., et J. CHEBAT: Etude radio-clinique et statistique des foyers ronds isolés du parenchyme pulmonaire. J. franc. méd. chir. thor. **18**, 267—279 (1965).

[222] JANOWER, M. L., R. J. FREYFUSS and D. B. SKINNER: Azygography and lung cancer. New Engl. J. Med. **275**, 803—808 (1966).

[223] JENNY-STANGL, A.: Die Röntgendiagnostik des Bronchialkarzinoms. Wien. klin. Wschr. **77**, 559—560 (1965).

[224] JENSEN, V., J. ENGE and P. LEXOW: The value of percutaneous lung puncture cytology in clinical work. Scand. J. Resp. Dis. **51**, 233—241 (1970).

[225] JESDINSKY, H. J.: Diagnose-Modelle in der Medizin. Meth. Inform. Med. **11**, 48—59 (1972).

[226] JOHANSSON, L., and S. SÖDERLUND: Intrathoracic lipoma. Acta chir. Scand. **126**, 558—565 (1963).

[227] JOHNSON, J., O. T. CLAGETT and C. A. GOOD: The importance of exploratory thoracotomy in the diagnosis of certain pulmonary lesions. Surgery **55**, 218—223 (1949).

[228] JOHNSTON, R. N., and D. N. SMITH: Symptoms and survival in lung cancer. Lancet **II**, 588—589 (1968).

[229] JONES, R. C., and E. A. CLEVE: Solitary circumscribed lesions of lung. Arch. Intern. Med. **93**, 842—849 (1954).

[230] JOYNT, G. H., and K. P. VASSAL: Solitary pulmonary nodule. Canad. med. Assoc. J. 78—81 (1959).

[231] KATZEV, H., and H. E. BARS: Cavitation in metastatic pulmonary neoplasms. Dis. Chest **27**, 665—679 (1957).

[232] KELLER, R., und H. HERZOG: Diagnostik von Lungentumoren durch perkutane Biopsie. Schweiz. med. Wschr. **104**, 508—511 (1974).

[233] KEMMERER, G., B. HUSEMANN und F. GERHARD: Der solitäre Lungenrundherd und seine radiologische Differentialdiagnose. Münchn. med. Wschr. **115**, 319—326 (1973).

[234] KETTLER, L. H.: Zur pathologischen Anatomie des Bronchuskarzinoms. Kongreßbericht d. Med. Wiss. Ges. f. Röntgenologie Berlin, 188—199, 1956.

[235] KEYL, K.: Methoden zur Verbesserung der Treffsicherheit in der Diagnostik des Bronchialkarzinoms. Inaug. Diss., Halle 1966.

[236] KIRSCH, M.: Röntgenkataster und Lungenkrebs. Zschr. Tuberk. Erkr. Atmungsorg. **129**, 251—253 (1968).

[237] KIRSCH, M., F. ANSTETT, W. VAN DE KAMP, J. WEBER und K. WETZER: Über den Einfluß der Erfassung durch die VRRU auf die Spätergebnisse der operativen Bronchialkrebsbehandlung. Zschr. Erkr. Atmungsorg. **133**, 177—184 (1970).

[238] KIRSCH, M., und D. WENZEL: Katheterbiopsie oder Lungenpunktion. Zschr. Erkr. Atmungsorg. **134**, 479—485 (1971).

[239] KLINNER, W.: Das Lungentuberkulom. Langenbecks Arch. klin. Chir. **281**, 537—546 (1956).

[240] KLUGE, J.: Klinische und röntgenologische Fehldiagnosen bei bösartigen Geschwülsten. Inaug. Diss. Leipzig, 1959.
[241] KNOCHE, E.: Die Nadelbiopsie im Thoraxbereich. Mitt.-Dienst Ges. Bekämpf. Krebskrh. **5**, 131—151 (1968).
[242] KOLLER, S., und K. ÜBERLA: Die Verwendung elektronischer Rechenanlagen in der Medizin. Fortschr. Med. **84**, 279—282 (1966).
[243] KOLLER, S.: Mathematisch-statistische Grundlagen der Diagnostik. Klin. Wschr. **45**, 1065—1072 (1967).
[244] KOLLER, S.: Wann ist die Computerhilfe in der Diagnostik für die Praxis anwendungsreif? Dtsch. Ärzteblatt **66**, 795—799 (1969).
[245] KOPPENSTEIN, E., und K. FARKAS: Beiträge zur Punktionsdiagnostik der Brustorgane. Fortschr. Röntgenstr. **85**, 563—576 (1956).
[246] KOUTRAS, P., H. C. URSCHEL and D. L. PAULSON: Hamartomas of the lung. J. thoracic. & cardiovasc. Surg. **61**, 768—776 (1971).
[247] KRAMPF, F.: Über die schwierige Differentialdiagnose beim Lungenkarzinom und ihre Klärung durch die Probethorakotomie. Bruns' Beitr. klin. Chir. **141**, 639—644 (1912).
[248] KRUMHOLZ, R. A., F. MANFREDI, J. G. WEG and D. ROSENBAUM: Needle biopsy of the lung. Ann. Intern. Med. **65**, 293—307 (1966).
[249] KUNDEL, H. L., G. REVES, M. C. ZISKIN and F. J. SHEA: The image and its influence on qualitative radiological data. Investigative Radiology **7**, 187—198 (1972).
[250] KUNIN, P. E., S. J. MARMORSTIJN, E. B. VOLFSON, E. A. LICHTENSTEJN und V. A. BOYADZHYAN: Anwendung von Computern zur Differentialdiagnose eines zentralen Lungenkarzinoms. Vestn. rentgen. u. radiol. 9—18 (1967).
[251] KUNIN, P. E., S. J. MARMORSTJN, E. B. VOLFSON, L. I. MATSNEWA, V. P. KARP, P. A. SPASSKAYA, S. SHOTEMER, M. Z. UPITER und V. A. BOYADZHYAN: Differential-Röntgendiagnostik peripherer Gebilde in der Lunge mit Hilfe des Computers. Vestn. rentgen. i. radiol. 2—14 (1971).
[252] KURPAT, D., G. ROTHE und A. BAUDREXL: Volksröntgenkataster und Narbenkarzinom der Lunge. Zentralbl. Chir. **94**, 1404—1409 (1969).
[253] KUTSCHERA, W.: Die rechtzeitige Diagnose des Bronchuskarzinoms. Prax. Pneum. **18**, 379—395 (1964).
[254] LABIS, H., H.-J. EICHHORN und E. IGLAUER: Die Stellung der Bronchographie in der Diagnostik der Bronchialkarzinome. Kongreßbericht 2. Tg. med-wiss. Ges. d. Röntgenologen der DDR, Leipzig, 1956.
[255] LACHMANN, E.: Atypische Tuberkulose, Lungenmetastasen vortäuschend. Fortschr. Röntgenstr. **43**, 407—411 (1931).
[256] LACHMANN, W., M. BAUSZUS, L. HENNIG, E. SCHRAPS und M. WIESE: Vergleich von klinischer Diagnose und Sektionsdiagnose. Zschr. Inn. Med. **26**, 306—309 (1971).
[257] LANGE, H.-J.: Möglichkeiten und Grenzen der sog. Computerdiagnostik. Münchn. med. Wschr. **111**, 2473—2478 (1969).
[258] LANGER, C., E. LOBENWEIN und E. DOKUBIL: Die Bedeutung des zytologischen Befundes für die Frühdiagnose des Lungenkrebses. Prax. Pneum. **18**, 688—690 (1964).
[259] LAUBENBERGER, T.: Die tomographische Diagnostik der Lymphknotenvergrößerungen des Mediastinums. Radiol. diagn. **7**, 13—23 (1966).
[260] LAUBY, V. W., W. E. BURNETT, G. P. ROSEMOND and R. R. TYSON: Value and risk ob biopsy of pulmonary lesions by needle aspiration. J. thorac. & cardiovasc. Surg. **49**, 159—172 (1965).

[261] LAUSLAHTI, K., P. AUTILA and S. JAAKKOLA: Needle biopsies in pulmonary diagnostics. Scand. J. resp. Dis. **55**, 155—161 (1974).

[262] LÄUTER, J., E. RICHTER-HEINRICH und H. BAUMANN: Grundzüge der Diskriminanzanalyse. Dtsch. Ges. Wes. **26**, 1521—1527 (1971).

[263] LÄUTER, J.: in G. WOLFF: Chronische Gastritis. Johann Ambrosius Barth Verlag Leipzig 1974.

[264] LEDLEY, R. S., and L. B. LUSTED: The use of electronic computers to aid in medical diagnosis. Proc. of Ire **47**, 1970—1977 (1959).

[265] LEDLEY, R. S., und L. B. LUSTED: Reasoning foundations of medical diagnosis. Science **130**, 9—21 (1959).

[266] LEDLEY, R. S., and L. B. LUSTED: Medical diagnosis and modern decision making in mathematical problems in the biological science. Proc. Symp. Appl. Mathem. **14**, 117—158 (1962).

[267] LEIBER, B.: Syndrom und Syndromatologie in der ärztlichen Diagnostik. Meth. Inform. Med. **4**, 75—78 (1965).

[268] LELEK, J., und J. KURAI: Beiträge zur Röntgendiagnostik des höhlenbildenden Karzinoms. Radiol. Austr. **13**, 53—63 (1963).

[269] LEMAY, M., and A. J. PIRO: Cavitary pulmonary metastases. Ann. Intern. Med. **62**, 59—66 (1965).

[270] LEMON, W. E., and C. A. GOOD: Hamartoma of the lung. Radiology **55**, 692—698 (1950).

[271] LICHTENAUER, F., G. SPECHT und C. SCHMITT: Ist die Operation gutartiger Lungentumoren gerechtfertigt? Thoraxchirurgie **17**, 214—221 (1969).

[272] LICHTENSTEIN, H., and J. MUNK: The tuberculous round focus in its chronic form Dis. Chest **26**, 306—317 (1954).

[273] LIEBSCHER, K., H. VIETEN und K. H. WILLMANN: Zur Frühdiagnose des Bronchialkarzinoms. Röntgendiagnostische Erfahrungen und Erwägungen. Dtsch. med. Wschr. **81**, 1185—1188 (1956).

[274] LIENER, A., und O. JAHN: Beiträge zur Problematik der Rundherde. Radiol. Austr. **14**, 179—190 (1963).

[275] LILIENFELD, A., and B. KORDAN: A study of variability in the interpretation of chest X-ray in the detection of lung cancer. Cancer Res. **26**, 2145—2147 (1966).

[276] LILLINGTON, G. A., and R. W. JAMPHIS: A diagnostic approach to chest diseases. Differential diagnosis based on roentgenographic patterns. William & Wilkins Comp., Baltimore 1965.

[277] LILLINGTON, G. A.: The solitary pulmonary nodule — 1974. Amer. Rev. Resp. Dis. **110**, 699—707 (1974).

[278] LINDER, A.: Trennverfahren bei qualitativen Merkmalen. Metrika **6**, 76—83 (1963).

[279] LINDER, F., und V. JAGDSCHIAN: Rundherde der Lunge. Langenbecks Arch. klin. Chir. **292**, 370—378 (1959).

[280] LINDER, F., und V. JAGDSCHIAN: Der pulmonale Rundherd. Mkurse ärztl. Fortb. **10**, 214—217 (1960).

[281] LINDER, F.: Klinik und Therapie des Bronchialkarzinoms. Wien. klin. Wschr. **77**, 659—662 (1965).

[282] LINDIG, W.: Volksröntgenkataster und Lungenkarzinom. Zschr. Tuberk. Erkr. Atmungsorg. **115**, 153—167 (1961).

[283] LINDIG, W.: Sind wir berechtigt, heute von einer Früherkennung des Bronchialkarzinoms zu sprechen? Zschr. Tuberk. Erkr. Atmungsorg. **122**, 220—228 (1964).

[284] Lindig, W.: Die Bedeutung des Röntgenkatasters für die Diagnostik des Lungenkrebses. Zschr. Tuberk. Erkr. Atmungsorg. **129**, 237—244 (1968).

[285] Lindig, W.: Erkennung des Bronchialkarzinoms auf Schirmbildaufnahmen in P. Steinbrück und W. Angerstein: Die Röntgenschirmbildphotographie und ihre medizinische Anwendung. VEB Verlag Volk und Gesundheit, Berlin 1971.

[286] Link, R., und F. Strnad: Tumoren des Bronchialsystems. Springer Verlag, Berlin—Göttingen—Heidelberg 1956.

[287] Lipkin, M., and J. D. Hardy: Mechanical correlation of data in differential diagnosis of hematological diseases. J. Amer. med. Assoc. **166**, 125—133 (1958).

[288] Lipkin, M., R. L. Engle, B. J. Davis, V. K. Zworykin, R. Ebald, M. Sendrow and C. Berkley: Digital computer as aid to differential diagnosis. Use in hematologic diseases. Arch. Intern. Med. **108**, 56—72 (1961).

[289] Lipkin, M.: Digital and analogue computer methods combined to aid in the differential diagnosis of hematological diseases. Circ. Res. **11**, 607—613 (1962).

[290] Lodwick, G. S., C. L. Hann, W. E. Smith, R. F. Keller and R. E. Robertson: Computer diagnosis of primary bone tumors. Radiology **80**, 273—275 (1963).

[291] Lodwick, G. S., T. E. Keats and J. P. Dorst: The coding of roentgen images for computer analysis as applied to lung cancer. Radiology **81**, 185—200 (1963).

[292] Lodwick, G. S.: Computer analysis of tumor roentgenograms. Proc. 5th IBM Med. Symp., 213—214, 1963.

[293] Lodwick, G. S.: Computer-aided diagnosis in radiology. A research plan. Invest. Radiol. **1**, 72—80 (1966).

[294] Lodwick, G. S., und P. Reichertz: Computerunterstützte Diagnostik von Tumoren und tumorähnlichen Veränderungen des Knochens. Röntgenblätter **22**, 162—168 (1969).

[295] London, S. B., and W. J. Winter: Calcification within carcinoma of the lung. Arch. Intern. Med. **94**, 161—163 (1954).

[296] Longin, F., und R. Hippelt: Fehldiagnosen bei Röntgen-Untersuchungen. Ursachen — Möglichkeiten der Vermeidung. Münchn. med. Wschr. **113**, 1459—1463 (1971).

[297] Lusted, L. B., and R. S. Ledley: Electronic computer aids to medical diagnosis. Proc. 2nd. Conf. Med. Electronics, Paris, 1959.

[298] Lusted, L. B.: Logical analysis in roentgen diagnosis. Radiology **74**, 178—193 (1960).

[299] Lusted, L. B.: Some comments on logical analysis procedures forroentgen diagnosis. Amer. J. Roentg. **100**, 717—724 (1967).

[300] Lusted, L. B.: Logic of the diagnostic process. Meth. Inform. Med. **4**, 63—68 (1965).

[301] Lusted, L. B.: Introduction to medical decision making. C. C. Thomas Publ., Springfield 1968.

[302] Lüdemann, C.: Diagnostischer Wert und Risiko der Probethorakotomie unter besonderer Berücksichtigung des Bronchialkarzinoms. Inaug. Diss. Bonn 1968.

[303] Lüders, C. J., und K. G. Themel: Die Narbenkrebse der Lungen als Beitrag zur Pathogenese des peripheren Lungenkarzinoms. Virch. Arch. path. Anatom. **325**, 499—551 (1954).

[304] Lüdin, H.: Die Organpunktion in der klinischen Diagnostik. S. Karger Verlag, Basel 1955.

[305] Maassen, W., und G. Oligschläger: Rundherde und Tuberkulome der Lunge. Münchn. med. Wschr. **102**, 2442—2446 (1960).

[306] Maassen, W., und W. Müller: Methodik und Ergebnisse der Katheterbiopsie nach Friedel. Beih. Fortschr. Röngenstr. Teil A, 179—184 (1965).

[307] MAASSEN, W.: Die Bedeutung der Katheterbiopsie für die Diagnostik des Bronchialkarzinoms. Mitt.-dienst Ges. Bekämpf. Krebskr. **5**, 111—128 (1968).

[308] MAASSEN, W., und D. GRESCHUCHNA: Allgemeine und spezielle Ergebnisse der Mediastinoskopie (2500) unter besonderer Berücksichtigung des Bronchialkarzinoms. Thoraxchirurgie, vasc. Chir. **19**, 289—297 (1971).

[309] MACHII, K.: Computer-aided diagnosis in cardiovascular diseases. Japan. Circ. J. **38**, 363—379 (1974).

[310] MACHOLDA, F., und Z. BOREK: Das Bronchialkarzinom, die Veränderung seines klinischen und röntgenologischen Bildes in den letzten Jahren. Radiologe **5**, 240—244 (1965).

[311] MADANI, M. A., C. S. DAFOE and C. A. ROSS: Hamartomas of lung. Canad. J. Surg. **13**, 109—115 (1970).

[312] MANNS, K.-J., P. BÖLSKI und K. P. BOPP: Zur Differentialdiagnose intrapulmonaler Verkalkungen. Münchn. med. Wschr. **110**, 1659—1660 (1968).

[313] MARTINI, N., E. J. BEATTIE, E. E., CLIFFTON and M. R. MELAMED: Radiologically occult lung cancer. Surg. Clin. N. Amer. **54**, 811—823 (1974).

[314] MARTINY, O., S. D. BERSON, A. SOLOMAN, T. F. B. COLLINS and I. WEBSTER: An evoluation of neddle punch biopsy specimens in the diagnosis of diffuse lung disease. Amer. Rev. Resp. Dis. **107**, 209—212 (1973).

[315] MARUF, L.: Lungengewebspunktion und laterale Mediastinoskopie zur Differentialdiagnostik solitärer Rundherde. Prax. Pneum. **21**, 225—238 (1967).

[316] MASON, W. E., and A. W. TEMPLETON: Bronchographic signs useful in the diagnosis of lung cancer. Dis. Chest **49**, 284—288 (1966).

[317] MATTHES, T., WIDOW, H. BERNDT, G. P. WILDNER, H. RITZOW, U. PEEK, G. MARX, M. WOLF und K. KLEIN: 20jährige Erfahrungen in der Behandlung des Bronchialkarzinoms aus chirurgischer Sicht. Arch. Geschwulstf. **34**, 227—239, 336—363 (1969).

[318] MATZEL, W.: Diagnostische Thorakoskopie in intrathorakalen Rundherden. Zschr. Tuberk. Erkr. Atmungsorg. **120**, 1—13 (1963).

[319] MATZEL, W.: Thorakoskopie. Zschr. Tuberk. Erkr. Atmungsorg. **122**, 252—253 (1964).

[320] MAURATH, J., und M. WERBER: Wert und Gefahren der Thorakotomie in der Lungenchirurgie. Thoraxchirurgie **1**, 342—345 (1953/54).

[321] MAURER, H.-J.: Die konventionellen Untersuchungsverfahren in der Röntgendiagnostik von Lungentumoren und ihre Ergebnisse. Congr. Radiol. Czechoslow., Brno 1972.

[322] MEERTEN, R. J. VAN, J. R. DURINCK and C. DE WIT: Computer guided diagnosis of asthma, asthmatic bronchitis, chronic bronchitis and emphysema. Respiration **28**, 293—305, 399—408 (1971).

[323] MEISKE, W., und K.-H. ROTTE: Zur praktischen Anwendung der Diskriminanzanalyse in der Diagnostik des peripheren Bronchialkarzinoms. Fortschr. Röntgenstr. **130**, 428—431 (1974).

[324] MELTON, R. S.: Some remarks on failure to meet assumptions in discriminant analysis. Psychometrica **28**, 49—53 (1963).

[325] MENNE, W.: Die bronchologische Diagnostik des Bronchialkarzinoms unter besonderer Berücksichtigung des peripheren Karzinoms. Zschr. Tuberk. Erkr. Atmungsorg. **124**, 94—96 (1965).

[326] METYS, R., V. SNAJDR, J. KRUML and H. ROUBKOVA: Pulmonary chondromatous hamartomas. Med. thorac. **21**, 168—186 (1964).

[327] METYS, R.: Die Röntgensymptomatologie von Chondrohamartomen der Lunge. Fortschr. Röntgenstr. **106**, 90—101 (1967).

[328] Meyers, H., and A. M. Sala: Bronchogenic carcinoma with breakdown of primary and metastatic foci in lungs. Dis. Chest **30**, 673—677 (1956).
[329] Meyers, P. H., H. C. Becker, J. W. Sweeny, C. M. Nice and W. J. Nettleton: Evaluation of a computer — retrieved radiographic image Radiology **81**, 201—206 (1963).
[330] Meyers, P. H., H. C. Becker, J. W. Sweeny, C. M. Nice and W. J. Nettleton: Evaluation of computer. Reconstructed radiographic images in an experimental approach to computer analysis of radiographic images. Radiology **82**, 303 (1964).
[331] Michael, H.: Über zystische Lungenkrankheiten. Zschr. Erkr. Atmungsorg. **134**, 369—380 (1971).
[332] Molnar, W., and F. A. Riebel: Bronchography: an aid in the diagnosis of peripheral pulmonary carcinoma. Radiol. Clin. N. Amer. **1**, 303—314 (1963).
[333] Morawetz, F.: Über den Wert der Lungenpunktion für die Diagnose des Bronchialkarzinoms. Wien. klin. Wschr. **77**, 604—605 (1965).
[334] Morquio, L., J. Bonaba et J. S. Soto: El neumo quiste perivesicular a minima reparable. Nuero signo radiologico de quiste de pulmon. Arch. int. Hidatid. **9**, 12—24 (1949).
[335] Mount, J. F., and J. W. Evans: Computer aided diagnosis — a simulations study. 5th IBM Med. Symp., 1963.
[336] Murphy, E. A.: The diagnostic process and multiple screening techniques. Meth. Inform. Med. **11**, 8—12 (1972).
[337] Nathan, M. H., V. P. Collins and R. A. Adams: Differentiation of benign and malignant pulmonary nodules by growth rate. Radiology **79**, 221—232 (1962).
[338] Nathan, W. H.: Management of solitary pulmonary nodules. An organized approach based in growth rate and statistics. J. Amer. Med. Assoc. **227**, 1141—1144 (1974).
[339] Neumann, G.: Daten zur Röntgenreihenuntersuchung. Prax. Oneum. **24**, 307—319 (1970).
[340] Neutsch, W. D., und H. Buttenberg: Technik und Ergebnisse zytodiagnostischer Punktionen peripherer Lungentumoren. Radiobiol. Radiother. **4**, 675—684 (1963).
[341] Nissenbaum, J.: Bronchography in diagnosis of bronchogenic carcinoma. Dis. Chest **46**, 331—338 (1964).
[342] Nitschkoff, St., und M. Grabow: EDV-Einsatz in der medizinischen Forschung und Praxis. VEB Verlag Volk und Gesundheit Berlin 1974.
[343] Nordenström, B.: Transthoracic needle biopsy. Brit. J. Radiol. **38**, 530—553 (1965).
[344] Nordenström, B.: Transthoracic needle biopsy. New England J. Med. **276**, 1081 to 1085 (1967).
[345] Novak, D., H.-H. Wendenburg, P. Haug und E. P. Broszio: Anwendung des Computers zur Analyse der Röntgenzeichen der Magenulzera. Münchn. med. Wschr. **111**, 2465—2472 (1969).
[346] Novak, D., D. Hilweg und S. Lensch: Anwendung des Computers zur Auswertung röntgenologischer Befunde bei malignen Lymphomen. Fortschr. Röntgenstr. **113**, 663—674 (1970).
[347] Nugent, C. A., H. R. Warner, J. T. Dunn and F. H. Tyler: Probability theory in the diagnosis of Cushing's syndrome. J. Clin. Endocrin. **24**, 621—627 (1964).
[348] Oeser, H., und H. Ernst: Die Lungenszintigraphie als Mittel zur Früherkennung des Lungenkrebses. Dtsch. med. Wschr. **91**, 333—335 (1966).
[349] O'Keefe, M. E., C. A. Good and J. R. McDonald: Calcifications in solitary nodules of lung. Amer. J. Roentg. **77**, 1023—1033 (1957).

[350] OLBERT, F.: Angiographische Methoden in der Röntgendiagnostik des Bronchuskarzinoms. Radiol. Clin. Biol. **42**, 65—89 (1973).

[351] OLBERT, F. (A): Die Angiographie beim inoperablen Bronchuskarzinom. Wien. klin. Wschr. **85**, Suppl. 9 (1973).

[352] OLBERT, F. (B): Kritische Beurteilung angiographischer Methoden beim Bronchuskarzinom. Wien. klin. Wschr. **85**, Suppl. 15 (1973).

[353] OSWALD, N. C., K. F. W. HINSON, G. CAUTI and A. B. MILLER: The diagnosis of primary lung cancer with special reference to sputum cytology. Thorax **26**, 623—631 (1971).

[354] OTTO, H., und R. FRICK: Die transthorakale Lungenbiopsie aus der Sicht des diagnostischen Ergebnisses. Praxis Pneum. **25**, 735—740 (1971).

[355] OVERALL, J. E., and C. M. WILLIAMS: Models for medical diagnosis: Factor analysis. Med. Dok. **5**, 51—56, 78—80 (1961).

[356] OVERALL, J. E., and C. M. WILLIAMS: Conditional probability program for diagnosis of thyreoid function. J. Amer. Med. Assoc. **183**, 307—313 (1963).

[357] OVERALL, J. E., and D. R. GORHAM: A pattern probability model for the classification of psychiatric patients. Behav. Scienc. **8**, 108—116 (1963).

[358] OVERHOLT, R. H.: Cancer detected in surveys. Amer. Rev. Tuberc. **62**, 491—493 (1960).

[359] PAPE, R.: Geschwulstkavernen der Lunge. Fortschr. Röntgenstr. **72**, 257—270 (1949/50).

[360] PARK, W. M., and W. O'BRIEN: Computer-assisted analysis of radiographic neck lesions in chronic rheumatoid arthritis. Acta radiol. diagn. **8**, 529—534 (1969).

[361] PEACE, P. K., and J. L. PRICE: Preoperative tomographic assessment of the mediastinum in bronchial carcinoma. Thorax **28**, 367—370 (1973).

[362] PEDIO, G.: Die zytologische Diagnose des Lungenkarzinoms. Schweiz. Rdsch. Med. **63**, 870—874 (1974).

[363] PELEG, H., and Y. PANZNER: Benign tumors of the lung. Dis. Chest **47**, 179—186 (1965).

[364] PELLET, J. R., and J. W. GALE: The solitary pulmonary lesion. What is it? What is the treatment? Ann. Surg. **83**, 81—90 (1961).

[365] PENNROSE, L. S.: Some remarks between normal and psychotic subjects by revised examination "M". Bull. Canad. psychol. Assoc. **5**, 37—40 (1945).

[366] PENNROSE, L. S.: Some notes on discrimination. Ann. Eugen. **13**, 228—237 (1947).

[367] PERTTALA, Y., M. LEPPÄNEN and M. WILJASALO: Needle biopsy of pulmonary tumours with the aid of transverse tomography and television fluoroscopy. Ann. med. int. Fenniae **55**, 43—47 (1966).

[368] PFAB, R., D. MAROSKE, H. DREWS, K. NABER und H. KOCH: Die Reihenfolge diagnostischer Maßnahmen bei zentral einschmelzenden Lungenrundherden. Med. Welt **24**, 197—201 (1973).

[369] PICHLMAIER, H., und Th. JUNGINGER: Diagnostik und Therapie des Bronchialkarzinoms. Münchn. med. Wschr. **116**, 137—140 (1974).

[370] PICHLMAIER, H., F. SPELSBERG und H. FINSTERER: Transtracheale und transbronchiale Lungenpunktion. Thoraxchirurgie, vask. Chir. **19**, 283—289 (1971).

[371] PIPBERGER, H. V., J. D. KLINGEMANN and J. COSMA: Computer evaluation of statistical properties of clinical information in the differential diagnosis of chest pain. Meth. Inform. Med. **7**, 79—92 (1968).

[372] PIRTKIEN, R.: Fehldiagnosen in der Klinik. Therapiewoche **6**, 226—232 (1968).
[373] PIRTKIEN, R.: Computereinsatz in der Medizin — Diagnostik mit Datenverarbeitung. Thieme Verlag, Stuttgart 1971.
[374] PISCHNOTTE, W. D., and B. P. SAMMONS: Solitary coin lesions of the lung. J. Amer. Med. Assoc. **173**, 1532—1538 (1960).
[375] PRIMER, G., und W. QUARZ: Zum Erscheinungsbild seltener intrathorakaler Tumoren. Zschr. Tuberk. Erkr. Thoraxorg. **126**, 267—276 (1967).
[376] PROPPE, A.: Datenverarbeitung und Medizin. IBM-Seminar ,,Datenverarbeitung und Medizin", Bad Liebenzell 1967.
[377] PROPPE, A.: Computer-Diagnostik. IBM-Seminar, Bad Liebenzell 1969.
[378] PROPPE, A.: Notwendigkeit und Problematik einer Computer-Diagnostik in C. T. EHLERS, N. HOLLBERG und A. PROPPE: Computer: Werkzeug der Medizin. Springer-Verlag, Berlin—Heidelberg—New York 1970.
[379] QUARZ, W.: Die transthorakale Nadelbiopsie der Lunge. Pneumologie **143**, 51—60 (1970).
[380] QUARZ, W.: Die periphere Bronchoskopie mit Hilfe flexibler Bronchoskope. Endoscopy **3**, 171—175 (1971).
[381] QUINLAN, J. J., V. D. SCHAFFBER and J. E. HILTZ: Thoracotomy for the diagnosis of intrathoracic lesions. Canad. J. Surg. **6**, 322—332 (1963).
[382] RADENBACH, K. L., und H. JUNGBLUTH: Tuberkulöse Rundherde und Tuberkulome der Lunge. Radiologe **2**, 233—236 (1962).
[383] RANNIGER, K.: Retrograde Azygography. Radiology **90**, 1097—1104 (1968).
[384] RAO, C. R.: Advanced statistical methods in biometric research. Wiley & Sons, New York—London 1952.
[385] RAO, C. R.: Linear statistical inference and its application. J. Wiley & Sons, New York—London 1965.
[386] RAO, L. G. S.: Discriminant function based on steroid abnormalities in patients with lung cancer. Lancet **11**, 441—445 (1970).
[387] REICHERTZ, P., C. WINKLER und G. KLOSS: Computer-Diagnostik von Schilddrüsenerkrankungen. Dtsch. med. Wschr. **90**, 2317—2321 (1965).
[388] REICHERTZ, P.: Computer-Diagnostik — Eine Einführung. Zschr. ärztl. Fortb. (W.-Bln.), 322—336 (1966).
[389] REICHERTZ, P., G. S. LODWICK and A. W. TEMPLETON: Computerdiagnostik und diagnostische Hilfen in der inneren Medizin und Radiologie. Verhdlg. Dtsch. Ges. Inn. Med. **74**, 182—187 (1968).
[390] REIF, F.: Tuberkulose und Karzinom in der Lunge. Med. Welt **18**, 803—810 (1967).
[391] REIF, F.: Fehldiagnose Tuberkulose in der Lungendiagnostik. Konsequenzen für den Erkrankten. Münchn. med. Wschr. **110**, 2274—2282 (1968).
[392] REINHARDT, K.: Das Mycetom. F. Enke Verlag, Stuttgart 1967.
[393] REINHARDT, K.: Das Lungenmycetom und seine Differentialdiagnose. Dtsch. med. Wschr. **94**, 2045—2049 (1969).
[394] REINHARDT, K.: Aufhellungen innerhalb und in der Umgebung von Tumorverschattungen der Lunge. Radiologe **11**, 179—186 (1971).
[395] REINHARDT, K.: Der Röntgenbefund der Narrenschelle (Image en grelot) bei malignen Lungentumoren. Radiol. clin. biol. **40**, 305—317 (1971).
[396] REINHARDT, K.: Lungenmetastasen mit Höhlenbildungen. Röntgenblätter **24**, 67—72 (1971).

[397] REME, H., H. EBERT und C. SCHWARZER: Indikationen und Kontraindiktionen. Nutzen wie Gefahren der Lungenbiopsie. Dtsch. med. Wschr. 88, 261—264 (1963).
[398] REME, H.: Die transthorakale Lungenpunktion. Thoraxchirurgie vask. Chir. 19, 278—282 (1971).
[399] REMY, J., C. VOISIN, J. L. DEHAENE et A. B. TONNEL: L'artériographie bronchique sélective. Schweiz. med. Wschr. 102, 1430—1433 (1972).
[400] RICHTER, K.: Der Beitrag der Radiologie zur Qualitätssteigerung der Diagnostik von Lungenkrankheiten. Radiol. diagn. 11, 277—281 (1970).
[401] RICHTER, K.: Standardisierungsempfehlungen für die Basisröntgenuntersuchung der Thoraxorgane. Mitt. Ges. Med. Radiol. d. DDR, 36—40 (1972).
[402] RICHTER, K., H. G. BLOCK, H. COBET, F. KUKLA, S. UNGER und F. WYSOTZKI: Thorax-Schirmbildaufnahmen als Screeningmethode für Herz-Kreislauf-Krankheiten. Radiol. diagn. 15, 567—587 (1974).
[403] RIDGON, R. U., and H. KIRCHHOFF: Cancer of the lung 1930—1960. A review. Texas Reports Biol. Med. 19, 465—513 (1961).
[404] RICKER, G.: Mesothorium und Gefäßnervensystem nach Beobachtungen am Kaninchenohr. Strahlentherapie 5, 672—741 (1915).
[405] RIGLER, L. G.: A new roentgen sign of malignancy in the solitary pulmonary nodule. J. Amer. med. Assoc. 157, 907 (1955).
[406] RIGLER, L. G., and E. R. HEITZMAN: Planigraphy in the differential diagnosis of the pulmonary nodule. Radiology 65, 692—702 (1955b).
[407] RINALDO, J. A., P. SCHEINCK and C. E. RÜPE: Symptom diagnosis. A mathematical analysis of epigastric pain. Ann. Intern. Med. 59, 145—154 (1963).
[408] RINK, H.: Der Lungenkrebs. F. K. Schattauer Verlag Stuttgart 1965.
[409] RINK, H., und E. KNOCHE: Mediastinoskopie. Chirurg 41, 1—8 (1970).
[410] RINKER, C. T., A. W. TEMPLETON, J. MACKENZIE, G. R. RINDINGS, G. H. ALMOND and R. KIPHART: Combined superior vena cavography and azygography in patients with suspected lung carcinoma. Radiology 88, 441—445 (1967).
[411] RINKER, C. T., L. J. GAROTTO, K. R. LEE and A. W. TEMPLETON: Bronchography. Amer. J. Roentg. 104, 802—807 (1968).
[412] ROGERS, L. F., and J. C. OSMER: Bronchogenic cysts. A review of 46 cases. Amer. J. Roentg. 91, 273—283 (1964).
[413] ROTHE, G., W. KLÄRING, W. BARTH, W. MATZEL und J. POTEL: Das Tuberkulom der Lunge. Ambrosius Barth Verlag Leipzig 1960.
[414] ROTHE, G.: Fünfjahresergebnisse operativer Bronchialkarzinombehandlung. Zschr. Tuberk. Erkr. Atmungsorg. 122, 229—232 (1964).
[415] ROTHE, G., und D. KURPAT: Die Bedeutung des Krebsnabels in der Diagnostik des peripheren Bronchialkarzinoms. Zentralbl. Chirurgie 91, 153—162 (1966).
[416] ROTTE, K.-H., und H.-J. EICHHORN: Zum Problem der Differentialdiagnose und der Therapie-Indikationen bei sog. peripheren Rundherden. Dtsch. Ges. Wes. 20, 1783 bis 1790 (1965).
[417] ROTTE, K.-H.: Höhlenbildende Lungenmetastasen. Arch. Geschwulstf. 33, 275—282 (1969).
[418] ROTTE, K.-H.: Zur Röntgensymptomatologie der Chondrohamartome der Lunge Radiol. diagn. 10, 689—695 (1969).
[419] ROTTE, K.-H.: Die Lungenpunktion. Technik, Indikationsstellung, Komplikationen und Ergebnisse. Arch. Geschwulstf. 36, 76—87 (1970).

[420] Rotte, K.-H., B. Mateev und H.-J. Eichhorn: Zum Aussagewert der Bronchographie in der Diagnostik und Differentialdiagnostik des Bronchialkarzinoms. Fortschr. Röntgenstr. **114**, 197—207 (1971).

[421] Rotte, K.-H., und J. Richter: Zur Diagnostik intrathorakaler Rundherde mit Hilfe der EDV. III. Tschechoslowak. Radiologenkongreß, Brno 1972.

[422] Rotte, K.-H., und H. Schwarz: Zur Anwendung des CALM-Systems als mathematisches Verfahren in der Diagnostik peripherer Lungenprozesse. Arch. Geschwulstf. B- **43**, 60—67 (1974).

[423] Rotte, K.-H.: Die röntgenologische Diagnose und Differentialdiagnose des peripheren Bronchialkarzinoms unter Anwendung der EDV als Diagnosehilfe. Promotions-B-Arbeit Berlin 1974 (a).

[424] Rotte, K.-H., und W. Meiske: Zur Diagnostik des peripheren Bronchialkarzinoms unter Einsatz von Diskriminanzanalysen. Fortschr. Röntgenstr. **120**, 422—428 (1974a).

[425] Rotte, K.-H., und W. Meiske: Erste Ergebnisse mit der EDV-unterstützten Röntgendiagnostik des peripheren Bronchialkarzinoms. Radiol. diagn. **16**, 223—233 (1975).

[426] Rotte, K.-H.: Zur perkutanen Lungenpunktion. Symposium über den Lungenkrebs.

[427] Röher, O., und D. Frenz: Zur Perspektive der elektronischen Datenverarbeitung in der Röntgendiagnostik. Medizintechnik **9**, 96—99 (1969).

[428] Römer, K. H., und M. Kirsch: Operabilität der durch VRRU erfaßten Karzinome. Zschr. Tuberk. Erkr. Atmungsorg. **128**, 161—164 (1968).

[429] Rössle, R.: Der Narbenkrebs der Lungen. Schweiz. med. Wschr. **73**, 120—128 (1943).

[430] Russel, W. M., and E. B. King: Aspiration lung biopsy. Radiol. clin. biol. **37**, 92—102 (1968).

[431] Rübe, W.: Der Lungenrundherd. Klinik, Kasuistik, Pathogenese und röntgenologische Differentialdiagnose. Thieme Verlag Stuttgart 1967.

[432] Rüttimann, A., und F. Suter: Der Tuberkulom der Lunge. Schweiz. med. Wschr. **83**, 591—600 (1953).

[433] Rüttimann, A.: Die transthorakale Nadelbiopsie der Lunge. Praxis **56**, 1454—1455 (1967).

[434] Ryan, J.: Azygographie und Lungengeschwülste. Fortschr. Röntgenstr. **108**, 314 bis 319 (1968).

[435] Salvolini, U., und F. Di Pietrentonj: Bayes's Theorem in mammography. In: Computers in Radiology, S. Karger Verlag, Basel 1970.

[436] Salzer, G., M. Wenzl, H. Jenny und A. Stangl: Das Bronchuskarzinom. Springer Verlag, Berlin—Wien 1952.

[437] Salzer, G., und P. Wurnig: Erfahrungen nach 500 Resektionen wegen Bronchialkarzinom. Bruns' Beitr. klin. Chir. **192**, 369—378 (1956).

[438] Salzer, G.: Wandlungen der klinischen Problematik des Bronchuskarzinoms im letzten Jahrzehnt. Med. Klinik **57**, 426—428 (1962).

[439] Sassy-Dobray, G., K. Kompolthy, J. Lukacs, I. Szalai, K. Takacs und K. Steiner: Über die Bedeutung der Cytologie bei der Diagnostik der Thorax-Erkrankungen und Früherfassung des Lungenkrebses. Pneumologie **146**, 189—209 (1971).

[440] Sattler, A.: Der Beitrag der endopleuralen Thoraskopie und Biopsie zur Thoraxchirurgie. Helv. Chir. Acta **32**, 602—609 (1965).

[441] Schaefer, O. P.: Möglichkeiten und Aspekte der Diagnosehilfe durch Computer. Münchn. med. Wschr. **111**, 456—458 (1969).

[442] Schaefer, H.: Das Problem der Diagnose. Med. Welt. **22**, 681—686 (1971).
[443] Schaub, R.: Nadelbiopsie der Lunge und Pleura mit einer modifizierten Menghini-Nadel. Med. Welt **14**, 2689—2692 (1963).
[444] Scheel, W.: Beitrag zur Verbesserung der Früherfassung des Bronchialkarzinoms. Zschr. Tuberk. Erkr. Thoraxorg. **122**, 361—367 (1964).
[445] Schlungbaum, W., und K.-W. Schondorf: Gibt es einen für die Malignität solitärer pulmonaler Rundherde pathognomonischen Röntgenbefund? Radiologe **2**, 246—255 (1962).
[446] Schlungbaum, W.: In H. R. Schinz, W. E. Baensch, W. Frommhold, R. Glauner, E. Uehlinger und J. Wellauer: Lehrbuch der Röntgendiagnostik Bd. IV, Teil 2, 6. Aufl., Thieme Verlag Stuttgart 1973.
[447] Schmid, W., R. Castell, W. Mombour, D. Mittelsten Scheid, D. von Zerssen: Die diagnostische Übereinstimmung zwischen Kliniken und dem DIAL-Programm. Arch. Psychiat. Nervenkrh. **218**, 339—351 (1974).
[448] Schmidt, P. G.: Zum tuberkulösen Rundherd. Schweiz. Zschr. Tuberk. **17**, 250—259 (1960).
[449] Schoen, D., und U. Feine: Höhlenbildung und Lungenmetastasen. Med. Welt **14**, 2686—2688 (1963).
[450] Schoen, H. R., und U. Stöhr: Fünfjahresheilung nach Lungenresektion wegen Bronchialkarzinoms. Thoraxchirurgie, vasc. Chir. **19**, 429—433 (1971).
[451] Schönleben, K., G. Wittrin und C. Krebs: Diagnostik und chirurg. Therapie des Bronchialkarzinoms. Bericht über 1000 Fälle. Münchn. med. Wschr. **117**, 293—300 (1975).
[452] Schratter, H.: Außergewöhnliche Erscheinungsformen des Lungenkarzinoms im Röntgenbild. Wien. klin. Wschr. **77**, 605—606 (1965).
[453] Schröder, H., M. Kempter und J. Scheibe: Die Erfassung des Bronchialkarzinoms durch die RRU und andere diagnostische Einrichtungen. Zentralbl. Chirurgie **88**, 633—638 (1963).
[454] Schröder, H., und H.-J. Eichhorn: Über den Wert der Thoraxübersichtsaufnahme und Schichtuntersuchung für den Nachweis intrathorakaler Lymphknotenmetastasen des Bronchialkarzinoms. Fortschr. Röntgenstr. **104**, 495—503 (1966).
[455] Schubert, R., und G. Jahn: Der Lungenabszeß: F. Enke Verlag, Stuttgart 1955.
[456] Schulte-Brinkmann, W.: Das fehlgedeutete Bronchialkarzinom. Med. Welt **21**, 559—564 (1970).
[457] Schulze, W.: Probleme der bronchologischen Untersuchungstaktik bei der Bronchialkrebsfahndung und Bronchialfremdkörpersuche. Radiologe **7**, 295—307 (1967).
[458] Schulze, W.: Gutartige Primärtumoren der Bronchien und Lungen. Handbuch d. Medizin. Radiologie Bd. IX, Teil 4 c. Springer Verlag, Berlin—Heidelberg—New York 1973.
[459] Schwarz, H., G. Wolff und H. Berndt: Über die Wirksamkeit der RRU zur frühzeitigeren Diagnose des Bronchialkarzinoms. Deutsch. Ges. Wes. **20**, 1889—1894 (1965).
[460] Schweiger, O., M. Barabas and A. Tamas: Radiomorphological characteristics of the development and evolution of primary carcinoma of the lung. Scand. J. resp. Dis. Suppl. **89**, 65—78 (1974).
[461] Seiler, H. E., A. G. Welstad and J. Williamson: Report on Edinburgh X-ray campaign 1958. Tubercle **39**, 339—342 (1958).

[462] Seybold, W. D.: Solitary or coin lesions of the lung. Postgrad. Med. J. **36**, 424—430 (1964).
[463] Shapiro, R., G. L. Wilson, R. Yesner and H. Shuman: A useful roentgen sign in the diagnosis of localised bronchiolialveolar carcinoma. Amer. J. Roentg. **114**, 516 to 524 (1972).
[464] Simecek, C., und B. Simeckova: Zur Frage des gemeinsamen Vorkommens von Lungentuberkulose und Lungenkarzinom. Zschr. Tuberk. Erkr. Thoraxorg. **126**, 277—279 (1967).
[465] Simeonov, A., und V. Kardjiev: Der diagnostische Wert der gleichzeitigen Angiographie von Lungenarterie und Bronchialarterie beim Bronchialkarzinom. Radiol. diagn. **15**, 305—314 (1974).
[466] Sinner, W. N.: Transthoracic needle biopsy of small peripheral malignant lung lesions. Investig. Radiol. **8**, 305—314 (1973).
[467] Sixt, K.: Die Röntgenreihenuntersuchungen in Bauern. Tuberkulosearzt **12**, 161 bis 173 (1958).
[468] Sousa, M. A. de: Tuberkulome der Lungen. B. Schwabe Verlag, Basel, 1956.
[469] Specht, G.: Ergebnisse der Mediastinoskopie. Mitt.-dienst Ges. Gekämpf. Krebskrh. **5**, 152—156 (1968).
[470] Spelsberg, F., H. Pichlmaier, H. Finsterer und K. Bröckner: Die Diagnostik solitärer peripherer Rundherde in der Lunge mit Hilfe transtrachealer, transbronchialer und perkutaner transthorakaler Lungenfeinnadelpunktion. Chirurg **42**, 229—332 (1971).
[471] Spohn, K., R. Daum und K. Benz: Das Bronchialkarzinom. Langenbecks Arch. klin. Chir. **294**, 740—777 (1960).
[472] Spratt, J. S., M. Ter-Pogossian and R. T. L. Long: The detection and growth of intrathoracic neoplasms. Arch. Surg. **86**, 283—288 (1963).
[473] Stapenhorst, K.: Die bioptische Lungenpunktion. Internist. prax. **12**, 379—384 (1972).
[474] Steele, J. D.: The solitary pulmonary nodule. J. thoracic & cardiovasc. Surg. **46**, 21—36 (1963).
[475] Steinbrück, P.: Fortschritte auf dem Gebiet der VRRU in der DDR und ihre Bedeutung für die Früherfassung des Lungenkrebses. Dtsch. Ges. Wes. **26**, 1385—1390 (1971).
[476] Steinbrück, P.: Die bisherigen Ergebnisse und die weitere Perspektive der RRU bei der Erfassung gut- und bösartiger Erkrankungen der Lunge. Symposium über den Lungenkrebs, Berlin 1974.
[477] Stelzer, F., und F. Stürzebecher: Die Beurteilung von 273 Lungenrundherden unter besonderer Berücksichtigung der Konstanz des Krebswachstums. Langenbecks Arch. klin. Chir. **292**, 736—742 (1959).
[478] Stephan, G., M. Meradji, H. P. Haug und H. D. Franke: Röntgendiagnostischer Nachweis und Lokalisation von Bronchialkarzinom-Metastasen in Beziehung zum Tumorstadium (TNM), zur Tumorlokalisation und Histologie. Fortschr. Röntgenstr. **108**, 320—329 (1968).
[479] Stevens, M., J. F. Weigen and G. A. Lillington: Needle aspiration biopsy of localized pulmonary lesions with amplified fluoroscopic guidance. Amer. J. Roentg. **103**, 561—571 (1968).
[480] Stolze, T.: Zur Problematik der Frühdiagnose und der mediastinalen Metastasierung des Bronchialkarzinoms. Radiologe **13**, 206—213 (1973).

[481] STRNAD, F., und T. STOLZE: Methodik der Thoraxuntersuchung. Handbuch der Medizin. Radiologie, Bd. IX, Teil 1, Springer-Verlag, Berlin—Heidelberg—New York 1969.
[482] STRUNGE, B.: Primary lung cancer ina chest clinic. Diagnosis and Prognosis. Chest **67**, 28—31 (1975).
[483] TAKASAKI, M.: Color Atlas of Tumor Cytology. G. Thieme Verlag, Stuttgart 1971.
[484] TALA, P., and L. VIRKKULA: The malignant solitary pulmonary lesion. A follow-up study of surgically treated patients. Thorax **15**, 252—260 (1960).
[485] TALE, E.: Roentgenological signs of bronchial carcinoma and their prognostic significance. II. Congr. Europ. Assoc. Radiol., Amsterdam 1971.
[486] TAYLOR, R. R., L. N. RIVKIN and J. M. SALYER: The solitary pulmonary nodule. A review of 236 consecutive cases. Ann. Surg. **147**, 197—202 (1956).
[487] TAYLOR, T. R.: The computer-concept, development and problem environment. J. chron. Dis. **19**, 333—348 (1966).
[488] TAYLOR, T. R.: The principles of medical computing. Blackwell Scientific Publ., Oxford and Edinburgh, 1967.
[489] TAYLOR, T. R.: Computer-guided diagnosis. J. Royal Coll. Phys. **4**, 188 (1970).
[490] TEGTMEIER, A.: Diagnostik und Klinik des peripheren Karzinoms. Zschr. Tuberk. Erkr. Thoraxorg. **124**, 90—93 (1965).
[491] TEMPLETON, A. W., J. L. LEHR and C. SIMMONS: The computer evaluation and diagnosis of congenital heart diseases, using roentgenographic findings. Radiology **87**, 658—670 (1966).
[492] TEMPLETON, A. W., C. J. JANSEN, J. L. LEHR and R. HUFFT: Solitary pulmonary lesions. Computer aided differential diagnosis and evaluation of mathematical methods. Radiology **89**, 605—613 (1967).
[493] TEMPLETON, A. W., K. BRYAN, R. WAID, J. TOWNES, M. HUQUE and S. J. DWYER: Computer diagnosis and discriminate analysis decision schemes. Radiology **95**, 47—55 (1970).
[494] TESCHENDORF, W.: Lehrbuch der röntgenologischen Differentialdiagnostik I. Thieme Verlag Stuttgart 1958.
[495] THEMEL, K. G., und C. F. LÜDERS: Die Bedeutung tuberkulöser Narben für die Entstehung des peripheren Lungenkarzinoms. Dtsch. med. Wschr. **80**, 1360—1363 (1955).
[496] THOMAS, C. P.: Benign tumors of the lung. Lancet **I**, 1—7 (1954).
[497] TRENDELENBURG, F., und W. MALL: Epidemiologie und Entdeckung des Bronchialkarzinoms. Internist **11**, 303—317 (1970).
[498] TURNER, A. H., and D. A. SCHMIDT: Computers in medicine. Proc. Univers. Miss. 1966.
[499] TUTTLE, W. M., R. J. BARRETT and J. H. HERTZLER: The importance of surgery in the management of the pulmonary coin lesion. Amer. J. Surg. **89**, 422—428 (1955).
[500] ÜBERLA, K.: Zur Verwendung von Elektronenrechnern bei der Lösung biomedizinischer Fragestellungen mit multivariaten statistischen Methoden. Elektromedizin **12**, 42—46 (1967).
[501] VANCE, J. W., C. A. GOOD, C. H. HODGSON, J. W. KIRKLIN and R. P. GAGE: The solitary circumscribed pulmonary lesion due to bronchogenic carcinoma. Dis. Chest **36**, 231—237 (1959).
[502] VEEZE, P.: The detection of lung cancer: a challenge. II. Congr. Europ. Assoc. Radiol., Amsterdam 1971.
[503] VIAMONTE, M. Jr.: Selective bronchial arteriography in man. Radiology **83**, 830—839 (1964).

[504] Victor, N., W. Giere und R. Pirtkien: Einsatz von Diskriminanzanalysen in der medizinischen Diagnostik beim Vorliegen qualitativer Daten. Meth. Inform. Med. **11**, 248—253 (1972).

[505] Vidal, J., F. B. Michel et G. Vincent: La forme pseudo-tumorale de la tuberculose pulmonaire. Rev. Tuberc. Pneum. **30**, 417—444 (1966).

[506] Vieten, M. G.: Die röntgenologische Frühdiagnostik der Lungentumoren. Beih. Fortschr. Röntgenstr. Teil A 1965.

[507] Vinner, M. G.: The bronchographic picture in peripheral lung cancer. Vopr. onkol. **10**, 14—23 (1964).

[508] Virnich, H., T. Kolberg und C. Winkler: CEDI — ein Computerprogramm zur praeoperativen Artdiagnostik hirnorganer Prozesse. Meth. Inform. Med. **14**, 19—25 (1975).

[509] Vishnevsky, A. A., I. I. Artobolevsky and M. L. Bykhovsky: Principles of diagnostic machine construction. Acta med. Scand. **176**, 129—135 (1964).

[510] Vogler, E., und R. Amon: Zur Röntgensymptomatologie der sog. isolierten Rundtumoren, einer besonderen Wachstumsform der Bronchialkarzinome. Fortschr. Röntgenstr. **76**, 45—51 (1952).

[511] Vollhaber, H. H.: Lungenbiopsie. Schweiz. med. Wschr. **102**, 1440—1442 (1972).

[512] Walske, B. R.: The solitary pulmonary nodule. A review of 217 cases. Dis. Chest **49**, 302—304 (1966).

[513] Warner, H. R., A. F. Toronto, L. G. Veasy and R. Stephenson: A mathematical approach to medical diagnosis. Application to congenital heart disease. J. Amer. Med. Assoc. **177**, 177—183 (1961).

[514] Warner, H. R., A. F. Toronto and L. G. Veasy: Experience with Bayes's theorem for computer diagnosis of congenital heart disease. Ann. New York Acad. Sci. **115**, 558—567 (1964).

[515] Weber, E.: Grundriß der biologischen Statistik. VEB Gustav Fischer Verlag Jena 1972.

[516] Wehner, H.-D., und C. Rittner: Das Bayessche Theorem und die Überprüfung seiner Anwendung zur Berechnung der Vaterschaftsplausibilität. Zschr. Rechtsmedizin **69**, 125—131 (1971).

[517] Weidtmann, V.: Computerhilfe in der klinischen Differentialdiagnostik. Meth. Inform. Med. **10**, 91—96 (1971).

[518] Weiss, W., and K. R. Boucot: The Philadelphia pulmonary neoplasm research project. Arch. Intern. Med. **134**, 306—311 (1974).

[519] Welch, B. L.: Note on discriminant functions. Biometrica **31**, 218—220 (1939).

[520] Wellauer, J., und E. Maranta: Zur Stadieneinteilung des Bronchialkarzinoms nach dem TNM-System. Fortschr. Röntgenstr. **91**, 555—563 (1959).

[521] Welin, S.: The diagnostic value of bronchography and bronchoscopy in bronchial cancer. Ann. Med. Int. Fenn. **48**, 371—375 (1959).

[522] Widow, W.: Die präoperative Bestrahlung des Bronchialkarzinoms. Akademie Verlag, Berlin 1966.

[523] Widow, W.: Die Bedeutung von jährlichen Röntgenreihenuntersuchungen für die Erfassung und Behandlung des Bronchialkarzinoms. Eine kooperative Untersuchung der „Sektion Thoraxchirurgie" der Ges. f. Chir., und der Interessengemeinschaft „Frühe Erkennung des Bronchialkarzinoms" der Ges. f. Bronchologie der DDR. Dtsch. Ges. Wes. **28**, 2410—2417 (1973).

[524] WIGH, R., and F. R. GILLMORE: Solitary pulmonary necrosis. Comparison of neoplastic and inflammatory conditions. Radiology **56**, 708—717 (1951).

[525] WILDE, J.: Risikogruppen und Früherfassung des Bronchialkarzinoms. Zschr. Erkr. Atmungsorg. **141**, 283—294 (1974).

[526] WILKESMANN, M., und H. BLAHA: Lungenkrebs und Lungentuberkulose als Kombinationskrankheit. Münchn. med. Wschr. **116**, 143—146 (1974).

[527] WILLSON, J. V. V., M. ESKRIDGE and E. L. SCOTT: Transbronchial biopsy of benign and malignant peripheral lung lesions. Radiology **100**, 541—546 (1971).

[528] WILSON, W. J., A. W. TEMPLETON, A. H. TURNER and G. S. LODWICK: The computer analysis and diagnosis of gastric ulcers. Radiology **85**, 1064—1073 (1965).

[529] WILT, K. E., N. C. ANDREWS, C. V. MECKSTROH, W. MOLNAR and K. KLASSEN: The role of bronchography in the diagnosis of bronchogenic carcinoma. Dis. Chest **35**, 517—523 (1959).

[530] WINKLER, C., P. REICHERTZ and G. KLOSS: Computer diagnosis of thyroid disease comparison of incidence data and considerations of the problem of data-collection. Amer. J. Med. Sci. **253**, 57—63 (1967).

[531] WOERKOM, A. J., and K. BRODMAN: Statistics for a diagnostic model. Biometrics **17**, 299—318 (1961).

[532] WOJTOWICZ, J., L. PIETRASZKIEWICZ and B. GRALA: A trial of differential diagnosis of solitary pulmonary foci on the basis of BAYES's equation with the use of electronic digital computers. Pol. Rev. Rad. Nucl. Med. **34**, 684—691 (1970).

[533] WOJTOWICZ, J., B. GRALA and L. PIETRASZKIEWICZ: An appraisal of computer aided differential diagnosis of solitary pulmonary lesions based in Bayesian approach. II. Congr. Europ. Assoc. Radiol., Amsterdam 1971.

[534] WOJTOWICZ, J., B. GRALA and L. PIETRASZKIEWICZ: Experiences with a computer in the differential radiological diagnosis of solitary pulmonary lesions. III. Tschechoslow. Radiol. Congress, Brno 1972.

[535] WOJTOWICZ, J.: Radiologic differential diagnosis under conditions of uncertainity. Pol. Rev. Rad. Nucl. Med. **34**, 499—506, 609—618 (1972).

[536] WOJTOWICZ, J.: Sformaloziane Rozpoznanie Roznicowe Przeciekow na Podstawie Prostych badan Radiologicznych. Kard. Pol. **25**, 147—152 (1973).

[537] WOJTOWICZ, J., und W. ADAMCZYK: Computer aided versus traditional radiological diagnosis of solitary pulmonary lesions. XVIII. Kongreß Ges. Med. Radiol. d. DDR, Dresden 1974.

[538] WOLFART, W.: Früherkennung und Frühbehandlung des Bronchialkarzinoms. Zschr. Allgemeinmedizin **48**, 1348—1350 (1972).

[539] WOLFF, G., G. P. WILDNER und H. BERNDT: Die Früherkennung des Lungenkrebses durch die Röntgenreihenuntersuchung. Dtsch. Ges. Wes. **17**, 768—774 (1962).

[540] WOLFF, G., H. SCHWARZ und K.-J. BOHN: Über das Wachstum von benignen Lungengeschwülsten und Lungenmetastasen. Med. Klinik **59**, 1817—1823 (1964).

[541] WOLFF, G., H. SCHWARZ und K.-J. BOHN: Über das Wachstum des Bronchialkarzinoms. Dtsch. Ges. Wes. **19**, 2119—2136 (1964).

[542] WOLFF, G.: Die Bedeutung der Verdopplungszeit für die Differentialdiagnostik von Rundherden. Fortschr. Röntgenstr. **101**, 366—370 (1964).

[543] WOLFF, G., und J. LÄUTER: Ätiologie der chronischen Gastritis. Dtsch. Ges. Wes. **26**, 809—814 (1971).

[544] WOODRUFF, N. C., N. SEN-GUPTA and S. WALLACE: Relationship between broncho-

genic carcinoma and calcified nodules in lung. Amer. Rev. Tuberc. **66**, 151—156 (1952).
[545] WOOLF, C. R.: Applications of aspiration lung biopsy with review of literature. Dis. Chest **25**, 286—300 (1954).
[546] WUNDERLICH, C.: Die Psychodiagnostik des organisch hirngeschädigten Kindes. Beih. Arch. Kinderheilk. **48** (1963).
[547] WURNIG, P., und F. OLBERT: Wandlungen der klinischen Problematik des Bronchuskarzinoms im letzten Jahrzehnt. Med. Klinik **57**, 460—466 (1962).
[548] YERUSHALMY, J.: Statistical problems in assessing methods of medical diagnosis with special reference to x-ray technics. Publ. Health Rep. **62**, 1432—1449 (1947).
[549] YERUSHALMY, J., J. T. HARKNESS, J. H. COPE and R. R. KENNEDY: The role of dual reading in mass radiography. Amer. Rev. Tuberc. **61**, 443—464 (1950).
[550] YERUSHALMY, J.: Reliability of chest radiography in diagnosis of pulmonary lesions. Amer. J. Surg. **89**, 231—240 (1955).
[551] ZAHLENBRUCKNER, E.: Die Frühdiagnose des Bronchuskarzinoms. Krebsarzt **21**, 322—324 (1966).
[552] ZELCH, J. V., A. F. LALLI, L. J. MCCORMACK and D. M. BELOVICH: Aspiration biopsy in diagnosis of pulmonary nodule. Chest **63**, 149—152 (1973).
[553] ZENTNER, P.: Das Hamarto-Chondrom der Lunge. Ergebn. Chir. Orthop. **48**, 84—102 (1966).
[554] ZIMMER, S.: Beitrag der Zytodiagnostik zur Früherfassung des Bronchialkarzinoms. Zschr. Tuberk. Erkr. Thoraxorg. **122**, 242—245 (1964).
[555] ZIMMER, S., und M. KÜHNERT: Sputumzytologie des Lungenkrebses. Verlag Theodor Steinkopff, Dresden 1972.
[556] ZIMMERMANN, W. E., und H. FISCHERMANN: Kritische Beurteilung der Behandlungsergebnisse des Bronchialkarzinoms und der Indikationsstellung zur Operation mit der Lungenfunktionsprüfung. Med. Klinik **59**, 507—515 (1964).
[557] ZÖMISCH, J.: Diagnostische Schwierigkeiten beim Bronchialkarzinom. 15 Jahre vor und 15 Jahre nach dem 2. Weltkrieg. Inaug. Diss., Leipzig 1966.
[558] ZUTZ, H.-U. Bronchialkarzinom und Röntgenreihenuntersuchung. Thoraxchirurgie vask. Chir. **19**, 249—253 (1971).
[559] BALLARD, D. H.: Hierarchic Recognition of Tumors in Chest Radiographs with Computer Birkhäuser Verlag, Basel 1976.
[560] BERNDT, H.: TNM-Klassifikation bösartiger Geschwülste Arch. Geschwulstf. **46**, 230—237 (1976).
[561] ROTTE, K.-H. und M. STIER: Erste Erfahrungen mit der praxisbezogenen Anwendung der mathematisch-gestützten Röntgendiagnostik peripherer solitärer Lungenprozesse. Z. Erkrank. Atm.-Org. **146**, 200—209 (1976).

Anhang

Während der Drucklegung dieser Arbeit erschien von der TNM-Kommission der UICC im Oktober 1974 eine zweite Auflage des „Taschenbuches" mit den überarbeiteten Empfehlungen zur TNM-Klassifikation bösartiger Geschwülste, die von BERNDT 1976 in deutscher Sprache veröffentlicht wurde. Diese überarbeiteten Empfehlungen ersetzen die 1968 veröffentlichten TNM-Klassifikations-Empfehlungen. Der überarbeiteten Klassifikation des Lungenkrebses liegt die Analyse von mehr als 3000 Patienten mit Lungenkrebs durch die Arbeitsgruppe „Lungenkrebs" des US-amerikanischen Komitees für Krebsstadien und Berichterstattung über Ergebnisse zugrunde.

Die Klassifikation gilt nur für das Karzinom. Die Erkrankung muß histologisch oder zytologisch gesichert sein, um eine Aufteilung nach histologischen Typen vornehmen zu können. Die Ausdehnung wird durch klinische, röntgenologische und endoskopische Untersuchung bestimmt. Regionäre Lymphknoten sind die intrathorakalen Lymphknoten. Nach dieser Stadieneinteilung bedeuten:

T — Primärtumor

TO — Kein Nachweis des Primärtumors

TX — Tumor nachgewiesen durch die Anwesenheit von Krebszellen in bronchopulmonalen Sekreten, aber röntgenologisch oder endoskopisch nicht sichtbar.

T1 — Größter Tumordurchmesser 3 cm oder weniger, umgeben von Lunge oder viszeraler Pleura und ohne Hinweis auf proximale Ausbreitung über den Lappenbronchus hinaus bei der Bronchoskopie.

T2 — Größter Tumordurchmesser mehr als 3 cm, oder Tumor beliebiger Größe, der sich — mit einer begleitenden Atelektase oder Obstruktionspneumonie — zur Hilusregion ausbreitet. Bei der Bronchoskopie muß die proximale Ausdehnung des sichtbaren Tumors mindestens 2 cm von der Carina entfernt sein. Die begleitende Atelektase oder Obstruktionspneumonie muß weniger als einen Lungenflügel befallen und es darf kein Pleuraerguß vorliegen.

T3 — Tumor beliebiger Größe mit direkter Ausbreitung auf angrenzenden Strukturen wie Brustwand, Zwerchfell oder Mediastinum und seine Bestandteile, oder

Tumor ist begleitet von Atelektase oder Obstruktionspneumonie eines Lungenflügels oder von Pleuraerguß.

N — Regionäre Lymphknoten
N0 — Keine nachweisbaren regionären Lymphknoten
N1 — Nachweisbare Lymphknoten in der gleichseitigen Hilusregion (einschließlich direkter Ausbreitung des Primärtumors)
N2 — Nachweisbare Lymphknoten im Mediastinum
M — Fernmetastasen
M0 — Kein Hinweis auf Fernmetastasen
M1 — Fernmetastasen vorhanden, einschließlich solcher in den Scalenus-, Hals- oder kontralateralen Hiluslymphknoten und Metastasen in Gehirn, Knochen usw.

Stadien:

Okkultes Karzinom	TX	N0	M0
Stadium I	T0 oder TX	N1	M0
	T1	N0 oder N1	M0
	T2	N0	M0
Stadium II	T2	N1	M0
Stadium III	jedes T3	jedes N2	jedes M1

Sachwortverzeichnis

Adenokarzinom 44, 60
Alternativfrage 90, 103, 108
Alveolarzellkarzinom 52
a priori-Wahrscheinlichkeit 81, 83, 101, 108
Aspergillose 55
Azygographie 15

Basisinformation 11
Basisröntgenuntersuchung 7, 22
BAYESsches Konzept, begrenztes 84
BAYESsches Theorem 79 bis 89, 93, 96, 106, 107, 116, 117
Befundmuster 79
Behandlungsergebnisse 3
Belichtungsautomatik 8
Betrachtungsweise, univariate 84, 98
Bildanalyse 23
Bildgüte 7
Bildverstärker-Fernsehdurchleuchtung 11, 17
Boolsche Algebra 79
Bronchialarteriographie 16
Bronchialkarzinom, peripheres 1 bis 21, 31, 37, 38, 44, 52, 53, 60, 63, 65 bis 74, 115, 116, 117
Bronchialkarzinom, zentrales 1, 2, 8, 16, 19, 64, 70, 71
Bronchographie 12, 14, 15
Bronchoskopie 15, 19, 20, 53

CALM-System 90 bis 98, 106, 116
Cavographie 15
Chi-Quadrat-Analyse 83, 86, 98, 103
Chondrohamartom 45, 48, 59
Chondrom 34, 46, 52, 59, 88
CMI-System 94
Coccoidiomykose 31, 32, 58

Datenreduktion 77
Denken, induktives 77
Diagnostik, empirische 71
Diagnoseverzögerung 4, 5, 6
Diagnose-Zonen 109, 110, 112
Diskriminanzanalyse, linear 99, 100, 102, 103
Diskriminanzanalyse, nicht-linear 102, 103
Diskriminanzanalyse, quadratisch 99, 100, 101, 102
Diskriminanzfunktion 79, 99, 108
Doppelauswertung 8

Echinoccoccus 55
Einflußstauung 15
Einschmelzung 53 bis 56, 68, 69, 70
Entscheidungsbaum 24, 80, 84
Entscheidungsregel 108
Entscheidungsverfahren, heuristisches 90
Entwicklung, automatische 8
Erfassungsquote 8

Faktorenanalyse 70
factor, consistency 91, 92, 93
Faktor, synkarzinogenetischer 64
Fehldiagnose 71 bis 75, 88, 116
Fehlerquote 71, 77, 88
Fehlinterpretation 72, 73
Fibrom 41, 48, 52, 59
Frühdiagnostik 8
Früherfassung 2
F-Verteilung 101

GAUSSsche Normalverteilung 102
Granulom 32, 58, 87

Hartstrahltechnik 7, 11
Heilungschancen 3

Herd, tuberkulös 12, 13, 16, 26, 27, 28, 29, 32, 34, 35, 36, 39, 45, 48, 49, 50, 52, 53, 54, 55, 58, 59, 60, 62, 65, 66, 67, 69, 74, 75, 88, 110, 115, 116, 117
Histoplasmose 31, 32, 58
Höhlenbildung 13, 28, 53

Implantationsmetastase 17
Infiltrat, entzündliches 12, 49, 52
Informationsgehalt, objektiver 23
Intercostalarteriographie 17
Interlobärerguß 52

Kalkeinlagerungen 12, 58 bis 61, 64, 68, 69, 70, 87, 95, 104
Karzinom, kleinzelliges 25, 71
Karzinom, undifferenziertes 2, 44
Katasterkrebs 2, 3, 4, 37
Katheterbiopsie 15, 19
Kavernenkarzinom 64
Kavernisierung 55
Kernschatten 12
Klassifizierungsprozeß 23
Kontrolluntersuchung 6
Korrelationsmatrix 83
Kovarianzmatrix 100, 102
Krankheitsdauer 2
Krebsfüße 31

Likelihood-Quotient 79, 82, 84
Linearkombination 99
Lipom 48, 52
Listenvergleich 79
Lokalisation 33 bis 35
Lungenabzeß 53, 54, 55, 87, 88
Lungenmetastase 13, 44, 54
Lungentuberkulose 8, 63, 64, 65, 71
Lymphknotenmetastasen 13, 21, 30, 63, 68

Malignitätszeichen 8
Mediastinoskopie 14, 16, 21, 53
Merkmalsvektor 99
Minimax-Regel 101
model, learning 85, 90, 98
Modulationsübertragungsfunktion 7
Mycetom 12, 53

Narbenkarzinom 60, 62, 64, 65
Narrenschelle 55
Neurinom 34, 52
Normalverteilung 100

Operationsrate 3, 4

percentage, diagnostic 91, 92, 93
Pharmakoangiographie 16
Plattenepithelkarzinom 2, 4
Pleurafinger 34, 51, 52, 68
Pneumonie 12, 63, 87, 88
Probethorakotomie 21, 22
Profil, diagnostisches 91, 98
Prognose 3, 4
Prozeß, chron.-entzündl. 34, 63, 71
Pulmonalisangiographie 16
Punktion, perkutane 13, 17. 18, 53
Punktion, transbronchial 19
Punktion, transtracheal 19

rabbit-ear-sign 52
Reklassifizierung 105
Resektionsrate 3, 4
RIGLERsches Zeichen 13, 29, 49 bis 52, 68, 69, 96, 104, 115
Risikogruppe 10
Röntgenreihenuntersuchung 2, 3, 4, 8, 9, 10, 37
Rundherd, pulmonaler 2, 5, 8, 16, 17, 20, 30, 31, 48, 65, 74, 82, 86, 87, 88, 116

Satelliten 59, 62, 115
Saugbiopsie 15, 19
Schichtuntersuchung 11, 12, 13, 17, 25, 53
Schirmbildverfahren 8, 9
Screening 8, 9, 10
Sektionsdiagnose 71
Sicherung, histologische 1, 8, 17, 19, 21, 86
Signifikanz-Niveau 107, 108
Spikae-Bildung 48, 87
Sputumzytologie 20, 21
Stadieneinteilung 4, 13, 14
Standardisierungsempfehlung 7
Stichprobenkovarianzen 100
Stichprobenmittel 100
Strahlentherapie, kurative 3
Streuungsellipse 101

Summationsaufnahme 12
Symptome, klinische 2, 3, 4, 65, 66, 86, 95, 104
Symptomgewichtung 70, 79, 80, 89, 98
Symptomkorrelation 70, 83
Symptommatrix 20, 26, 30, 70, 80, 86, 98, 103, 104, 115
Symptomreduktion 107, 108
Symptomunabhängigkeit 83, 86, 89

tail-sign 52
Taxonomie, numerische 79
Therapie-Ergebnisse 3
Therapie-Indikationen 13, 17, 117
Thorakoskopie 21
Thorakotomie 17, 21, 22, 72
Thoraxdurchleuchtung 11, 15, 53
Thoraxübersichtsaufnahme 10, 11, 15, 25, 50, 53, 71, 74, 87, 112, 113
Thoraxwandtumor 16
Trabantenherde 62
Treffsicherheit, diagnostische 53, 71 bis 76, 85, 86, 89, 97, 98, 103, 105, 106, 107, 116, 117, 118
Trennverfahren 99, 118
Tumor, benigner 25, 27, 28, 29, 32, 33, 34, 35, 38, 44, 45, 48, 49, 50, 64, 66, 67, 68, 73, 74, 75, 88, 95, 96, 97, 110, 115, 116, 117
Tumor, maligner 25, 36, 38, 63, 73
Tumordurchmesser 1, 35, 36
Tumorgröße 75

Tumorverdopplungszeit 1, 8, 39, 44
Tumorvolumen 1, 39
Tumorzellverschleppung 17

value, diagnostic 91
value, discriminatory 93
Variable, objektive 100
Variablenreduktion 102
Varianzanalyse, multivariate 79, 107
Venographie, mediastinale 15
Verhältnis, lineares 86
Verfahren, mehrdimensionale 98, 103
Verlaufsserie 6, 45, 75, 88, 103, 106, 112, 113, 116
Verschleppungszeit 4, 5, 115
Verteilungsparameter 83
Vierfeldertafelanalyse 103
Vorfelddiagnostik 113

Wachstum 37 bis 45, 68, 69, 104, 105, 106
Wachstumsanalyse, quantitative 39
Wachstumsformel, exponentielle 39
Wachstumsgeschwindigkeit 8
Wahrscheinlichkeiten 79, 80, 81, 82, 83, 85, 86, 88, 101
Wahrscheinlichkeitsparameter 78
Wert, diagnostischer 90, 91, 116

Zonographie 12
Zufallsbefund 3, 9
Zyste, bronchogene 55
Zytologie 19